U0129673

"十四五"时期国家重点出版物出版专项规划项目

中医常见及重大疑难病证专辑文献研究丛书

丹毒

丛书总主编　王春艳　贾　杨

丛书总主审　张如青

主　编　徐立思

主　审　何新慧　李　萍

上海科学技术出版社

图书在版编目（ＣＩＰ）数据

丹毒 / 徐立思主编. -- 上海 ： 上海科学技术出版社，2023.1
（中医常见及重大疑难病证专辑文献研究丛书 / 王春艳，贾杨总主编）
ISBN 978-7-5478-6001-4

Ⅰ．①丹… Ⅱ．①徐… Ⅲ．①丹毒－中医治疗学 Ⅳ．①R275

中国版本图书馆CIP数据核字(2022)第215110号

本套丛书由上海市进一步加快中医药事业发展三年行动计划(2018—2020)项目"中医常见病证专辑文献研究"［项目编号：ZY(2018—2020)-CCCX-3001］资助出版。

丹毒

主编　徐立思

上海世纪出版(集团)有限公司
上海科学技术出版社　出版、发行
(上海市闵行区号景路159弄A座9F-10F)
邮政编码 201101　　www.sstp.cn
山东韵杰文化科技有限公司印刷
开本 787×1092　1/16　印张8.25
字数 120千字
2023年1月第1版　2023年1月第1次印刷
ISBN 978-7-5478-6001-4/R·2661
定价：52.00元

本书为"中医常见及重大疑难病证专辑文献研究丛书"中的一种,围绕丹毒历代经典古籍文献展开论述。丹毒为一种突然皮肤鲜红成片、色如涂丹、迅速蔓延的急性炎症。本书包括上、下两篇。上篇为丹毒历代文献精粹,包括总论、经典医论、外治针砭、本草单方、养生食疗;下篇为丹毒历代名家经验,包括近现代名医医论医话、历代医案。本书旨在从古籍文献中挖掘整理、系统分析历代医家诊治丹毒的学术和实践精华,从古籍文献中寻找理论根基和临床实践的源泉。

本书可供中医临床工作者、中医文献研究者、中医院校师生及中医爱好者参考阅读。

内
容
提
要

丛书编委会名单

总主审　张如青

学术顾问委员会　（按姓氏笔画排序）

马胜民　石印玉　曲丽芳　刘立公　许　岷
李　萍　李其忠　杨杏林　吴银根　何新慧
宋　瑜　张　仁　张如青　张殷建　张婷婷
陈　熠　郑　军　郑　岚　胡国华　祝峻峰
徐列明　徐莲薇　黄素英　虞坚尔　薛　征

总主编　王春艳　贾　杨

编　委　（按姓氏笔画排序）

王　炎　王　峰　王　琼　王春艳　石　云
叶明柱　毕丽娟　苏丽娜　杨枝青　肖定洪
吴　杰　张本瑞　张雪丹　陈　晖　陈　静
陈稳根　胡颖翀　姜春雷　贾　杨　顾钧青
徐　红　徐立思　唐斌擎　蔡　珏

组编单位　上海市中医文献馆

中医药发展已上升为国家战略，《中华人民共和国中医药法》规定："国家采取措施支持对中医药古籍、著名中医药专家的学术思想和诊疗经验以及民间中医药技术方法的整理、研究和利用。"《中医药事业中长期发展规划（2016—2030）》明确："实施中医药传承工程，全面系统继承历代各家学术理论、流派及学说，全面系统继承当代名老中医药专家学术思想和临床诊疗经验，总结中医优势病种临床基本诊疗规律。"《中共中央 国务院关于促进中医药传承创新发展的意见》指出："挖掘和传承中医药宝库中的精华精髓。加强典籍研究利用，编撰中华医藏，制定中医药典籍、技术和方药名录，建立国家中医药古籍和传统知识数字图书馆。"习近平总书记多次提到要"深入发掘中医药宝库中的精华"，而中医药古籍文献正是这一宝库的真实载体和精华所在。

尤其《中医药"十四五"发展规划》还明确："开展国家中医优势专科建设，以满足重大疑难疾病防治临床需求为导向，做优做强骨伤、肛肠、儿科、皮肤科、妇科、针灸、推拿及脾胃病、心脑血管病、肾病、肿瘤、周围血管病等中医优势专科专病，巩固扩大优势，带动特色发展。制定完善并推广实施一批中医优势病种诊疗方案和临床路径，逐步提高重大疑难疾病诊疗能力和疗效水平。"可见系统开展历代医家诊治各类疑难杂病、常见病的学术思想、临床经验、流派特色的挖掘研究和转化应用已成行业共识，必将迎来一个研究高潮，其中文献研究更是理论策源的根基，不可缺少，至关重要，将中医古今文献的挖掘研究与当代临床实践紧密结合,也必将成为未来中医药事业发展的一条重要路径。

上海市中医文献馆自1956年建馆以来从未间断对历代名医名著的临床经验挖掘研究,本丛书是在既往工作经验基础上,立足于对当代临床常见病及重大疑难病证的古籍文献的系统性、综合性挖掘研究,实乃创新之举。其目标是对历代名家关于当代临床多发病及重大疑难病证的古籍文献进行全方位、系统性归类整理和分析研究。

本丛书从整理挖掘历代中医药文献(包括从中医书籍、期刊、讲义、未刊抄本等)入手,对历代医家的医论医话、经典发微、医史研究、典型医案、临床经验等进行挖掘,对其中的学术观点、有效方剂、用药特色、辨证思维、加减化裁、特色技术、适宜技术等加以挖掘汇聚,分类整理和比较研究。各分册内容大体包括疾病概述、专病病因病机、专病辨证论治、专病特色方药、专病其他特色疗法(针法、灸法、外治法、推拿按摩、民间偏验方、食疗养生方、治未病与康复),以及专病历代名家经验(包括历代名医医论医话、历代名医经典医案)。各分册根据各自特点或增加个性化章节2~3章。

本丛书包括《喘证》《臌胀》《肿瘤》《崩漏》《胎漏胎动不安》《绝经前后诸证》《不寐》《腰痛》《胁肋痛》《青盲》《丹毒》《口疮》《湿疹》《瘾疹》《小儿疳证》《小儿惊风》等内外妇儿伤等各科疾病的16个分册,在当代中医药常见病及重大疑难病证文献研究方面具有代表性,总计300余万字,丛书及各分册主审均为相关领域的文献研究专家与临床专家,有效确保了本丛书的编撰质量。

本丛书承续上海市中医文献馆在建馆之初组织编写的《中医专病专辑》丛书及其在全国产生广泛影响的历史经验,创新编写体例,突出名医—名流—名著—名术—名方—特色方药的经验传承,突出特色诊疗技术和理论创新,与时俱进;利用现代检索等研究手段,聚焦于医家诊疗中具有特色优势的专病诊疗经验,从历代文献中挖掘整理、系统分析提炼临证精华。通过文献研究进行全方位、系统性归类整理和比较研究,从古籍文献中寻找理论根基和临床实践的源泉,力争做到古今文献深度融合、药物和非药物疗法结合、内服外用方药结合、繁简用方用药结合、名医医论医话与典型医案结合、原文和编者按有机结合、文献与临床研究相结合。

作为上海市中医药三年行动计划项目的重要成果,本丛书的研究编写始终坚持研究与传播相结合、项目建设与人才培养结合、馆内外专家结合。以成果为导向,目的是培养一批具有较高学术水平的中医临床文献研究人员和中医临床专家,突破文献馆研究资源的局限,将中医临床文献研究的主编和编委队伍向馆外优秀中医文献研究机构和各大临床机构的骨干专家拓展,通过团结合作有效提升项目的参与度,提高研究成果的质量。

文献是中医药宝库精华的重要传播载体,是挖掘宝库精华的根基所在和理论创新源泉。希望通过本丛书的出版,进一步深化与提升中医药临床文献研究的底蕴和价值,为构筑起一座沟通融合中医文献与临床之间的桥梁做出积极探索。

编　者
2022 年 8 月

一、本系列丛书辑录的文献资料截止到当代。

二、凡是有一定影响和学术价值的,或言之有理而自成一家的,对中医临证治疗有参考价值的文献资料,均依原文录入,其有雷同者则不赘录。

三、本书按照总论、经典医论、外治针砭、本草单方、养生食疗、近现代名医医论医话、历代医案等进行分类整理。

四、凡是文字古奥难懂,引用时酌加注释。

五、引用文献由于版本不同,难尽一致,因此,本书将主要引用书目附于书末,以备读者稽考。

六、书中所载虎骨等中药材,根据国发〔1993〕39 号、卫药发〔1993〕59 号文,属于禁用之列,均以代用品代替,书中所述虎骨等相关内容仅作为文献参考。

目

录

第三章　外治针砭

第四章　本草单方

目
录

丹 · 毒

丹毒历代文献精粹

丹
毒

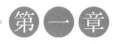

总　　论

　　丹毒为一种突然皮肤鲜红成片,色如涂丹,迅速蔓延的急性炎症。中医学对本病早有认识。《素问·至真要大论》就有"丹熛"之名,即指丹毒。隋代巢元方《诸病源候论》:"丹者,人身忽然焮赤,如涂丹之状,故谓之丹。"唐代孙思邈《备急千金要方》:"丹毒一名天火,肉中忽有赤,如丹涂之色。"本病发无定处,好发于颜面、腿足,依其所发部位而有不同名称:如发于头面,重者称大头瘟,轻者称抱头火丹,名见清代高锦庭《疡科心得集》。发于腰胯者,称内发丹毒。发于小腿足部者,称腿游风,名见清代祁坤《外科大成》,又名流火,如清代顾世澄《疡医大全》:"流火,两脚红肿光亮,其热如火者是。"初生儿丹毒,发无定处,游走甚速,称赤游丹毒,名见清代《医宗金鉴·外科心法要诀》,又名游火,如清代《疡科心得集》:"游火者或头面,或腿上,红赤肿热,发无定处。"

一、病因病机

　　由于素体血分有热,外受火毒搏结而成。《圣济总录》:"热毒之气,暴发于皮肤间,不得外泄,则蓄热为丹毒。"或由于皮肤黏膜有破损,毒邪乘隙而入。凡发于头面者为天行邪热疫毒之气或风热之邪化为火毒。发于腰胯者为肝经火旺,脾经湿热相感而成。发于下肢腿足者,为湿热下注,化为火毒。发于小儿者,则由于胎火胎毒所致。

二、临床表现

　　本病发病部位,以小腿为最多见,头面次之,初起都伴有突然恶寒、发热、头痛、骨楚、胃纳不香、便秘尿赤等全身症状。局部症状,先起小片红斑,很快蔓延成大片鲜红,稍高出皮肤面,境界清楚,压之皮肤红色减退,放手又显红色,表面紧张光亮,摸之灼手,肿胀触痛,有的可出现水疱,间有化脓坏死的。游走性丹毒可一面消退,一面发展,一般预后良好,经5～6日后消退,色由鲜红转为暗红,最后脱屑而愈,如由头面,四肢流向胸腹者多逆。尤多见于初生儿或老年体弱,火毒甚者易致毒邪内攻,症见壮热烦躁,神昏谵语,恶心呕吐者预后不良。检查:血白细胞计数可增加至 $20×10^9/L$ 以上,多形核白细胞达 $80\%～90\%$。

三、鉴别诊断

(1) 药物性皮炎:有服药史,亦见脸面红肿,两目合缝,但界限不清,无恶寒发热等全身症状。

(2) 漆性皮炎:有接触油漆史,皮损境界不明显,焮赤红肿,或起小瘰,无触痛,无发热等全身症状。

(3) 类丹毒:常发生于手部,与职业有关,范围小,来势慢,无明显全身症状。

(4) 蜂窝织炎:皮色紫红,中央隆起,红肿显著而边缘炎症较轻,境界不清,稍发硬而坚实。丹毒则边缘高起,炎症明显,境界清楚。

四、治疗

(一) 内治

1. 辨证施治

(1) 风热化火型:多发于头面,一般由皮肤鼻黏膜破碎,抓头挖耳、挖鼻引起。开始鼻额部红肿如云片,渐延及颜面,焮赤肿痛。如延及双目则肿如蟠桃,不能睁开;延及头部,则肿大如斗,口唇外翻;重者可见咽喉哽塞,口涎外流,牙关紧闭,不能进食,舌红苔黄燥,脉洪数,大便干秘等症。凡从鼻部开始波及头部,症见壮热气急,口干唇燥,咽喉不利。凡从耳项两侧延及头面,症见寒热往来,口苦咽干,舌质红苔黄腻。凡从头上开始,波及脑后。后两者较少见。抱头火丹,全身证显,头面红肿,口苦舌干,舌红苔薄黄,脉滑数。治宜散风清火解毒为主。方用普济消毒饮加减。常用药物如:薄荷(后下)、熟牛蒡、僵蚕、生栀子、黄芩、黄连、板蓝根、金银花、连翘、赤芍、牡丹皮等。加减法:大便干结者加生大黄、元明粉;咽痛加玄参、生地。

(2) 肝脾湿火型:发于腰胯肋下,红肿蔓延,舌质红,苔黄腻,脉弦滑数。

治宜清肝泄热利湿为主,方用柴胡清肝汤或化斑解毒汤加减。常用药物如:柴胡、黄芩、生栀子、龙胆草、生地、牡丹皮、赤芍、金银花、连翘、车前子(包)、生甘草等。

(3) 湿热化火型:发于下肢胫足,一般由脚湿气感染或小腿溃疡引起,红肿焮热,痛如火燎,表面光亮,胯下臀核,舌红苔黄腻,脉滑数。下肢丹毒常因过度劳累、擦伤、脚湿气感染而致屡次复发,日久形成大脚风(象皮腿),开始一年发1~2次,渐发作频繁,可数周即犯一次。湿重热轻,舌红苔黄腻或燥,治宜利湿清热解毒为主,方用五神汤合萆薢渗湿汤加减。常用药物如:紫地丁、金银花、连翘、赤芍、牡丹皮、川牛膝、赤苓、车前子(包)、粉萆薢、生薏苡仁、黄柏等。

(4) 胎火胎毒型:多发于初生儿,脐腹部开始,脐部创伤所致,向外游走遍体,可发生坏疽,甚至毒邪内攻,因败血症或腹膜炎而致死亡。治宜凉营清热解毒为主,方用犀角地黄汤合黄连解毒汤加减。常用药物如:紫花地丁、鲜生地、牡丹皮、赤芍、黄连、黄芩、黄柏、生栀子、金银花、连翘、生甘草等。

(5) 毒邪内攻型:红肿迅速蔓延,势如燎原,甚至毒邪内走,症见壮热神昏,谵语烦躁,头痛,恶心呕吐,便秘溲赤,舌红绛苔黄,脉洪数等症。治宜凉营解毒,方用清瘟败毒饮加减。常用药物如:水牛角(先煎)、生地、牡丹皮、赤芍、黄连、黄芩、生栀子、连翘、知母、生石膏(打碎)、板蓝根等。加减法:若神志昏迷者,加清心开窍之安宫牛黄丸(1粒化服),或紫雪散3g(分2次吞);阴虚舌绛苔光者,加玄参、麦冬、石斛等。

2. 成药验方 不论何处,均可用生地、赤芍、板蓝根、制苍术、黄柏等煎服;并发象皮腿,可试用防己、苍术、泽泻各60g,升麻30g,研末,水泛为丸。每日18g,分2次,饭前温开水吞服,可以常服。

(二) 外治

1. 外敷 初起红肿甚者,外用玉露散、鲜金银花露调敷,或玉露膏外敷。红肿减退,或见起小疱,或肿胀日久不退,可用金黄散或冲和散调敷,或用金黄膏、冲和膏外敷。或仙人掌、鲜马齿苋、冬青树叶、芭蕉根、大青叶等选用一种,捣烂涂敷患处。

2．下肢屡发性丹毒选用下列外治法

（1）砭镰法：患处消毒后，用三棱针轻浅砭皮肤放血，以泄热毒。

（2）熏洗法：① 取大蒜，用一大把煮水半桶，放入木桶中，将患肢趁热先熏（外盖棉被）后温洗，每晚熏洗 1 次，每次 20～30 min。② 又方：乌桕叶、鲜樟树叶、松针各 60 g，生姜 30 g，切碎煎汤熏洗。③ 又方：紫苏 100 g，葱白 100 g，鲜凤仙花带茎叶 100 g，煎汤熏洗。

（三）手术

引起皮肤坏疽，一般不作外科手术。如有积脓，在坏死部分，切一二小切口，达到引流目的，外掺九一丹。

（四）预防与护理

（1）患者注意卧床休息，多饮开水，床边隔离。下肢丹毒，应抬高患肢 30°～40°。

（2）如有皮肤破损，及时处理，避免感染。

（3）屡发性下肢丹毒，应医好足癣，不要捏脚，防止复发。

（4）已成大脚风（象皮腿），可用绷带缠缚，宽紧适度；亦可用医用弹力护套绷缚，需在患者起床时穿好。（《实用中医外科学》）

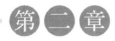

经典医论

一、《内经》

帝曰：其生病何如？岐伯曰……少阳司天，客胜则丹胗外发，及为丹熛疮疡，呕逆喉痹，头痛嗌肿，耳聋，血溢，内为瘛疭；主胜则胸满咳仰息，甚而有血，手热。（《素问·至真要大论》）

二、《颅囟经》

黄帝问岐伯曰：后生少稚，多被恶疾，丹毒二品，若何分之？岐伯曰：阳解百年，一十以上为毒，一十以下为丹，丹、毒一也。随其大小，分别以治之，有毒至依方，万无一差。喻人间男女皆遭丹毒，至依此枉死者复何限哉？良由信邪师之语，仍被恐之，愚昧之人勿与下手，请依方用之，今出此图形状如后。

伊火丹，从两胁起。

上用猪粪烧灰，并铁槽中泥拌调涂之，日三。

神灶丹，从肚起。

上用土蜂窠、杏仁、腻粉，生油调涂立瘥。

尿灶丹，从肚起。

上用屋四角头茅草烧灰，使鸡子白调涂之。

胡吹灶丹，从阴囊上起。

上用水茄窠下泥和苦酒涂之。

天火丹，从腹背遍身起。

上用桦皮白末和生油调涂之。亦用赤石脂调涂。

天雷丹，从头顶起。

上用阴干葱末拌赤石脂涂。又用灶下土鸡子白调涂。

炼火丹，从背甲起（方阙）。

胡漏灶丹，从脐中起。

上用屋漏水调灶中土涂之。

废灶丹,从曲臂起。

上用屋四角茅草烧灰,鸡子白调涂之。

神气丹,从头背上起。

上用牯牛骨烧灰,羊脂涂之。

土灶丹,从阴踝起。

上用屋四角茅草、灶横麻及鸡子白调涂之。

朱黄丹,赤豆色遍身上起。

上用慎火草捣汁和酒调涂之。

萤火丹,从耳起。

上用慎火草捣汁涂之。《圣惠》以醋调涂。

野灶丹,从背脊起。

上用柔香茸、蒴藋、赤小豆末涂之立瘥。

鬼火丹,从面上起。

上用灶下土、鸡子白调涂之立瘥。(《颅囟经·火丹证治》)

三、《肘后备急方》

若无药,用大黄下之佳。其丹毒,须针镵去血。

升麻膏,疗丹毒肿热疮。升麻、白蔹、漏芦、芒硝各二两,黄芩、枳实、连翘、蛇衔各三两,栀子二十枚,蒴藋根四两。十物切,舂令细,纳器中,以水三升,渍半日,以猪脂五升,煎令水竭,去滓,敷之,日五度。若急合,即水煎。极验方。(《肘后备急方·治痈疽妒乳诸毒肿方》)

四、《小品方》

治小儿丹毒方,水中苔,捣敷之。又方:芒硝纳汤中,取汁拭上。(《小品方·治少小百病薄洗浴膏散针灸诸方法》)

丹毒者,方说一名天火也,肉中忽有赤如丹涂之色也,大者如手掌大,其剧者竟身体,亦有痛痒微肿者方。

用赤小豆二升,舂下筛,以鸡子白和如泥涂之,小干复涂之,逐手消也,竟身者倍合之，尽复作，内宜服漏芦汤。

漏芦汤方。

漏芦二两，白蔹二两，黄芩二两，白薇二两，枳实二两，升麻二两，芍药二两，大黄二两，甘草二两，麻黄二两。

凡十物，咬咀，以水一斗，煮取三升，分三服。

若是穷地无药之处，依说增损易服之，及用后单行方也。能以锋针镵去血，然后敷药大良。增损方法：无漏芦，用栀子十枚。无白蔹，亦可略耳。无黄芩，亦用栀子。漏芦、黄芩并无者，但以栀子一物亦足已之。无升麻，用犀屑。无犀屑，用蛇衔。无大黄，用芒硝。无麻黄，用葛根。无葛根，用石膏。无白薇，用知母。无知母，用葳蕤。无葳蕤，用枳实。芍药、甘草亦可略耳。都无药，但得大黄单服之，亦大善。

升麻汤，治丹疹诸毒肿，瀹渍方。

升麻二两，黄芩二两，栀子二十枚，漏芦二两，蒴藋根五两，芒硝二两。

凡六物，咬咀，以水一斗，煮取七升，停冷分用，渍瀹恒湿也。

升麻膏，治丹疹诸毒肿热疮方。

升麻二两，黄芩二两，栀子二十枚，白蔹二两，漏芦二两，枳实（炙）三两，连翘二两，朔藋根四两，芒硝二两，蛇衔三两。

凡十物，切，舂碎细细，以水三升，渍半日，以猪脂五升煎令水气竭，去滓，敷诸丹毒肿热疮上，日三。若急须之，但合水即煎之。

治丹诸单行方，或得一物瘥。

水苔，生蛇衔，生地黄，生菘叶，蒴藋叶，五叶藤，慎火草，浮萍草，豆豉（水和），大黄（水和），栀子（水和），黄芩（水和），芒硝（水和）。

上十三味，但得一物捣以贴之，即瘥。赤小豆末和鸡子白涂之，无鸡子水和用之。

又方：新附淋草半斤，蛇退皮一条，露蜂房三两。

上三味，以水一斗，煮取四升，以帛拓洗之，随手消，神妙，经用效，故附此卷传之。

又方：煮粟取浓汁以洗之，妙。

又方：取曲蟮粪，水和如泥涂之。

治白疹方。宜煮蒴藋汤，与少酒以浴，佳。

又方：以酒煮石楠草拭之。

又方：水煮矾石汁拭之。

治赤疹方。

宜生地衕草涂之最验，大法如治丹诸方。

治肿毒初起方。

败龟板一枚，烧研，酒服四钱。（《小品方·治丹疹毒肿诸方》）

五、《备急千金要方》

论曰：丹毒，一名天火，肉中忽有赤如丹涂之色，大者如手掌，甚者遍身有痒有肿，无定色。有白丹者，肉中肿起，痒而复痛，微虚，肿如吹状，瘾疹起也。有鸡冠丹者，赤色而起，大者如连钱。小者如麻豆粒状，肉上粟粟如鸡冠肌理也，一名茱萸丹。有水丹者，由遍体热起，遇水湿搏之结丹，晃晃黄赤色，如有水在皮中，喜着股及阴处。此虽小疾，不治令人至死。

升麻膏方。

升麻、白薇（《肘后》作白蔹）、漏芦、连翘、芒硝、黄芩各二两，蛇衕、枳实各三两，蒴藋四两，栀子四十枚。

上十味微捣，以水三升，浸半日，以猪膏五升煎，令水气尽，去滓，膏成敷上。诸丹皆用之，及热疮肿上，日三（《经心录》无枳实，以治诸毒肿）。

治丹毒，升麻揭汤方。

升麻、漏芦、芒硝各二两，黄芩三两，蒴藋五两，栀子二十枚。

上六味哎咀，以水一斗浸良久，煮取七升冷，以故帛染汁拓诸丹毒上，常令其湿，拓后须服饮并漏芦汤方，并见前痈肿条中，服之立瘥（《小品》用治丹疹，赤毒肿）。

治丹毒单用药方。

水苔、生蛇衕、生地黄、生菘菜（即芸薹）、蒴菜、慎火草、五叶藤、豆叶、浮萍。

以上取一味，单捣涂之。

大黄、栀子、黄芩、芒硝。

以上取一味，下水和用。

上十三味或捣成末，单用一味立瘥。

治赤流肿丹毒方：取榆根白皮为末，鸡子白和敷（《翼方》又用鸡子白和蒲席灰敷）。

治小儿天火丹，肉中有赤如丹色，大者如手，甚者遍身，或痛或痒或肿方：赤小豆二升为末，以鸡子白和如薄泥敷之，干即易便瘥。一切丹并用此方皆瘥。

又方：生麻油涂之。

治小儿骨火丹，其疮见骨方：捣大小蒜，厚封之，著足踝者是。

治小儿殃火丹毒，着两胁及腋下者方：用伏龙肝为末，油和敷之，干则易。若入腹及阴，以慎火草取汁用之。

治小儿尿灶丹，初从两股起及脐间，走入阴头，皆赤色者方：桑白皮（切）二升，以水二升，煮取汁，浴之良。

又方：烧李根为灰，以田中流水和，敷之良。

治小儿朱田火丹，病一日一夜即成疮，先从背起，渐至遍身，如枣大正赤色者方：浓煮棘根汁洗之。已成疮者，赤小豆末敷之。未成疮者，鸡子白和小豆末，敷之。

治小儿天灶火丹，病自髀间起，小儿未满百日，阴头赤肿血出方：伏龙肝捣末，以鸡子白和敷之，日三良。

又方：鲫鱼肉（铧）五合，赤小豆末三合。

上二味和捣，少水和，敷之良。

治小儿野火丹，病通身皆赤者方：用油涂之。

治小儿茱萸丹，病初从背起，遍身如细缬，一宿成疮者方：用赤小豆为末，以粉之。如未成疮者，鸡子白和敷之。

治小儿废灶火丹，初从足趺起，正赤色者方：以枣根煮汁，沐浴五六度良。（《备急千金要方·痈肿毒方》）

六、《外台秘要》

《肘后》夫丹者，恶毒之气，五色无常，不即疗之，痛不可堪，又待坏则去脓血数升，或发于节解，多断人四肢，盖疽之类疗之方。

煮栗楔有刺者洗之（姚同）。

又疗发足踝方。

捣蒜如泥,以厚涂,干即易之(《集验》、文仲、《备急》同。出第二卷中)。

《小品》说:丹毒一名天火也,肉中忽有赤如丹涂之色,大者如手掌,其剧者竟身体亦有痛痒微肿方。

赤小豆一升。

上一味,末下筛,以鸡子白和如泥,涂之,干复涂之,逐手消也,竟身者倍合之,尽复作(《删繁》《千金》同)。

又疗丹,诸单行方或行得一物瘥。

水苔、生蛇衔、生地黄、生菘叶、蒴藋叶、五叶藤、慎火草、浮萍草、豆豉、大黄、栀子、黄芩、芒硝。

上十三味,但得一物捣以贴之,即瘥,赤小豆末和鸡子白涂,无鸡子水和用之(《千金》同)。

又方:新附淋草半斤,蛇蜕皮一条,露蜂房三两。

上三味,以水一斗,煮取四升,以帛拓洗之,随手消神妙,经用效,故附此卷传之。

又方:煮粟取浓汁,以洗之妙。

又方:取蛐蟮粪,水和如泥,涂之。

《千金》论曰:丹毒一名天火,肉中忽有赤如丹涂,大者如手掌,甚者竟身痒微肿。又白丹肉中起痒痛,微虚肿如吹瘾疹起,亦有鸡冠丹赤起,大者如钱,小者如麻豆粒,如鸡冠上涩,一名茱萸火丹。有水丹,由体热过水湿搏之结丹,晃晃黄赤色,如有水在中,喜着腹及阴处,此虽小疾,不治令人至死,疗之皆用升麻膏方。

升麻、白薇、漏芦、连翘、芒硝各二两,黄芩、蛇衔、枳实(炙)各三两,栀子二十枚,蒴藋四两。

上十味捣碎令细,以水三升渍半日,猪脂五升煎之,候水气竭,去滓,干器中收之,量取敷丹毒上,频涂敷之,以瘥止。凡肿丹及热疮肿皆用之效。忌如常,内宜服漏芦汤(文仲、《备急》、《集验》无白薇,崔氏同)。

又疗丹神验方。

芸薹、茱萸捣令熟,厚封之,随手即消散,余热未愈,再封。臣以贞观七年三月八日于内江县饮多,至夜睡中,觉四体骨肉并疼,比至晓头痛目眩,额左角如弹子大肿,痛不可得近,至午时近右角,至夕诸处皆到,眼遂闭合不暂开,

几致殒毙,其县令周公以种种方药治皆不瘥,经七日,臣自处此方,其验如神,故疏之以传来世云尔。(《外台秘要·丹毒方九首》)

《广济》疗小儿丹毒方。

青蓝汁五合,竹沥七合。

上二味相和,分为二三服,大小量之,一合至三合。

《千金》疗小儿数十种丹皆主之,拓汤方。

大黄、甘草(炙)、当归、芎䓖、白芷、青木香、独活、黄芩、芍药、升麻、沉香、木兰皮各一两,芒硝三两。

上十三味切,以水一斗二升,煮取三升,去滓,内硝以绵搵汤以拓之,干则易之取瘥止。

又疗小儿溺灶丹,初从两肋及脐间起,走入阴头皆赤方。以水二升煮桑根皮,取一升以浴之。

《救急》疗小儿赤丹,一名丹溜方。

取小豆捣末,以鸡子白和涂之,以瘥为度(《千金》亦疗久丹)。

《古今录验》疗月内儿发丹方。

升麻、黄芩、犀角、大黄(别浸)、柴胡各二分,石膏三分,蓝叶(切)三合,栀子八分,甘草(炙)一分。

上九味切,以水一升二合,煮取八合,下竹沥四合更煎,取一半去滓,分二服甚妙。

又疗小儿丹毒方。

取慎火草捣,以封之瘥止。

又方:捣蓝汁涂之,又蓝淀涂之妙。(《外台秘要·小儿丹毒方七首》)

七、《太平圣惠方》

夫一切丹毒者,为人身体,忽然变赤如丹之状,故谓之丹毒也。或发手足,或发腹上,如手大,皆风热恶毒所为,重者亦有疽之类也。若不急治,则痛不可忍,久乃坏烂,出脓血数升。若发于节间,便令人四肢毒肿,入于肠则煞人,小儿得之,最为急也。

治一切丹毒,热焮疼痛,金花散方。

郁金一两，黄连一两，黄芩一两，糯米三合。

上件药，捣细罗为散，每用蜜水，调令稀稠得所，用鸡翎薄扫丹上，干即更涂。

治一切丹毒，恶气攻刺，身体赤肿，疼痛不可忍，宜用此方。

车前草、益母草、地胆草以上各等分。

上件药，烂研涂之，干即更涂。

治一切丹毒恶气，五色无常，不即疗之，痛不可忍。若坏皮肤，用大出脓血，或发节解，即断人四肢，此盖疽之类也。宜速治之方。

上捣大蒜或小蒜如泥，笔涂之，干即更涂，以瘥为度。

又方：赤小豆一升，羊角烧灰半两。

上二味，捣罗为末，以鸡子白和涂之。如无羊角，即单用小豆亦良。

治一切丹毒，走皮中，浸淫疼痛方。

蛴螬（研）。上以鸡子清调涂之，干即再涂。

治一切丹毒流肿方。

榆白皮末半两。上以鸡子白调涂之。

又方：上用地龙粪水和涂之。

又方：鼠粘草根（勿使见风洗去土）。上捣烂贴之，绞取汁饮之，亦良。

治一切丹毒遍身方。

芸薹子一两。上以酒一大盏，和研去滓，煎五七沸，不计时候，温服一合。

治一切丹毒方。

上用蛇衔草，捣取汁涂之。

又方：上用生地黄，捣取汁涂之。

又方：上用护火草，烂捣敷之。

又方：上用五叶草，烂捣敷之。

又方：上用浮萍草，烂捣敷之。

又方：上用豉，捣罗为末，以水调涂之。

又方：上用川大黄，捣罗为末，以水调涂之。

又方：上用栀子仁，捣罗为末，以水调涂之。

又方：上用黄芩，捣罗为末，以水调涂之。

又方：上用川芒硝，细研为末，以水调涂之。

又方：上用五叶藤，捣罗为末，以水调涂之。（《太平圣惠方·治一切丹毒诸方》）

夫小儿诸丹者，由风热毒气客于腠理，热毒搏于血气，蒸发于外，其皮上热而赤，如丹涂之状，故谓之丹也。若又不瘥，则肌肉坏烂。若毒气入腹，则杀人也。今以一方同疗之，故号一切丹也。

治小儿一切丹，毒大赤肿，身体壮热如火，已服诸药未损，宜服蓝青散方。

蓝青半两，寒水石一两，石膏一两，犀角屑一两，柴胡（去苗）一两，知母半两，杏仁（汤浸，去皮尖双仁，麸炒微黄）半两，黄芩一两，栀子仁半两，甘草（炙微赤，锉）半两，赤芍药三分，羚羊角屑三分。

上件药，捣粗罗为散，每服一钱，以水一小盏，煎至五分，去滓，入竹沥、蜜、生蓝等汁共一合，更煎三两沸，放温，不计时候，量儿大小分减服之。

治小儿月内发一切丹，蓝叶散方。

蓝叶一两，黄芩、犀角屑、川大黄（锉碎，微炒）、柴胡（去苗）、栀子仁各一分，川升麻一分半，石膏一分半，甘草（炙微赤，锉）半分。

上件药，捣粗罗为散，每服一钱，以水一小盏，煎至五分，去滓，下竹沥半合，更煎三两沸，放温，不计时候，量儿大小，分减服之。

治小儿一切丹，遍身壮热烦渴，升麻散方。

川升麻一分，黄芩一分，麦门冬（去心）三分，葛根（锉）三分，川大黄（锉碎，微炒）一分，川朴硝。

上件药，捣粗罗为散，每服一钱，以水一小盏，煎至五分，去滓放温，不计时候。量儿大小，分减服之。

治小儿一切丹，遍身赤痛，大黄散方。

川大黄（锉碎，微炒）半两，防风（去芦头）半两，川升麻二分，黄芩二分，麻黄（去根节）一分，秦艽（去苗）一分，川朴硝三分。

上件药，捣粗罗为散，每服一钱，以水一小盏，煎至五分，去滓放温，不计时候，量儿大小，分减服之。（《太平圣惠方·治小儿一切丹诸方》）

夫小儿赤丹者，由风毒之重，故便赤也。初发疹起，大如连钱，小者如麻豆，肉上生粟，色如鸡冠，故谓之赤丹，亦名茱萸丹也。（《太平圣惠方·治小

儿赤丹诸方》）

八、《太平惠民和剂局方》

拔毒散 治小儿丹毒，肉色变异，或着四肢，或在胸背，游走不定，焮热疼痛，拔痛消肿，散热定疼。

石膏三两，甘草、黄柏各一两，寒水石七两。

上为细末，每用水调，时复以鸡翎刷扫，以芭蕉自然汁调妙。（《太平惠民和剂局方·宝庆新增方》）

九、《圣济总录》

《千金》漏芦汤：论曰，热毒之气，暴发于皮肤间，不得外泄，则蓄热为丹毒。以其色如涂丹之赤，又复阳气伏于皮中，故谓之丹也。热气剽悍，其发无常处，大则如掌，甚则周流四体，不急治，或至坏烂出脓血。若发于骨节之间，则肢断如截，毒气入腹，则能杀人。治法用镰割，明不可缓故也。

治丹毒游走，及鱼脐疮，硇砂丸方。

硇砂（研）、雄雀屎、桂（去粗皮）、獭胆（去膜）、砒黄、丹砂（研细）各一分，麝香（研）一钱，白蜡一两半，天南星三分，鹈鹕嘴半两。

上一十味，除蜡外，捣研为末，先将蜡于瓷器内，慢火上熔，下药调为丸，如梧桐子大，先用针拨破疮口，入一丸，醋调面涂故帛，贴两宿，痛止即揭去，收药丸可再用。

治丹毒游走，拓洗后服此，漏芦汤方。

漏芦（去芦头）、白蔹、麻黄（去根节，汤煮，掠去沫）、黄芩（去黑心）、升麻、白薇、芍药、大黄（锉）、甘草（炙）各一两。

上九味。粗捣筛，每服五钱匕。水一盏半，煎至八分，去滓食后温服，至晚再服，以瘥为度。

治丹毒流移不定方。

生羊肉（牛肉亦得）。

上一味，薄切作片，贴丹上频易。

治丹毒发背诸肿方。

马齿苋。

上一味,熟捣敷之,频易不止者,得蓝淀和之更佳。

治丹毒遍身赤肿,生萝摩汁涂敷方。

生萝摩。

上一味,捣绞取汁,涂丹上,日三五次。

又方:芜蔚草、蛇衔草、慎火草各一两。

上三味,锉捣令熟,水调敷患处,日数次。

又方:恶实根(取时匀,令见风及鸡犬)五两。

上一味锉捣令熟。水调敷患处,干即易。

治一切丹疹方。

生蛇衔草(锉)、生地黄(切)、慎火草、五叶草、水萍、豉、大黄(生锉)、山栀子仁、黄芩(去黑心)、芒硝(碎)、五叶藤。

上一十一味,但得一味,不拘多少,捣贴之即瘥,干即入鸡子清少许调。

治诸丹毒方。

上取芸薹汁,入大黄末,芒硝生铁衣,相和涂之佳。

治火丹热毒之气,五色无定,宜先宣转,然后用药,鸡苏涂方。

捣生鸡苏,厚涂之。

又方:捣苎麻根,敷之。

又方:赤小豆一升,羊角一对,同烧存性为末,和蜜敷之。

又方:研豉和屋尘等分,以苦酒调敷之。

又方:水磨羚羊角,服之妙。

又方:取连钱草,以盐挼敷之。(《圣济总录·诸丹毒》)

论曰:风热发丹,古方谓小儿得之最忌,以其气血未定,肌肤柔脆,无以胜悍毒故也。是以诸丹不同,其发无定处,俗又谓之溜,流走经络,散发肌表。如涂丹之赤,有法可劙,泄去毒气;不尔,则丹毒入腹近心即死,但初发于心头者,不可劙尔。

治小儿丹毒,赤肿壮热,百治不瘥者,蓝青汤方。

干蓝青二两,凝水石(碎)、石膏(研)、山栀子仁各一两半,柴胡(去苗)、犀角(镑)、黄芩(去黑心)、杏仁(汤浸去皮尖双仁,炒)、甘草(炙锉)、赤芍药、羚羊角(镑)、葛根(锉)各半两,知母一两。

上一十三味,粗捣筛,每一钱匕,水半盏,煎至四分,下蜜半钱,竹沥少许,再煎至三分,去滓空心日晚,分温二服,更量大小加减。

治小儿尿灶火丹,发膝下,从两股起,及脐间,走入阴头,桑木根洗方。

桑木根五两。

上一味细锉,以水五升,煎至三升,去滓温洗,日五七度,即瘥。

治小儿尿灶丹,从踝及髀起,茅灰涂方。

茅草(屋四角者,取烧灰,研)、鸡子白。

上二味,和调如糊涂之,以瘥为度。

治小儿朱田火丹,先发背,遍身一日一夜而成疮,棘根汤洗方。

棘根(锉碎)半斤。

上一味,以水五升,煎至三升,去滓温洗丹上,三五度即瘥。

治小儿赤丹,色纯赤,为热毒搏于气血,马齿苋汁方。

马齿苋。

上一味,烂捣绞取汁三合,空心温服一合,午晚再服,即瘥。

治小儿丹毒赤肿壮热,百医不瘥者,蓝青煎方。

蓝青(切)、竹沥各一升,生葛根汁(澄清)四合,蜜二升,寒水石(研)三两,山栀子仁二两一分,知母(焙)二两半,柴胡(去苗)、犀角(镑)、黄芩(去黑心)、杏仁(去皮尖双仁,炒)、赤芍药、羚羊角灰(研)、甘草(炙锉)各一两一分。

上一十五味,除研药并汁外,㕮咀,以水五升,并竹沥,先煎去滓取三升,次纳杏仁、葛汁及蜜,微火煎成煎,每服半合至一合,米饮化下,日三。

治小儿月内发丹,升麻黄芩汤方。

升麻、黄芩(去黑心)、犀角(镑)、大黄(锉炒)、柴胡(去苗)、山栀子仁各半两,蓝叶(切)二合,石膏三分,甘草(炙锉)一分。

上九味,粗捣筛,每服二钱匕,水一盏,煎至半盏,去滓食后,分温二服,更量大小加减。(《圣济总录·小儿诸丹》)

十、《鸡峰普济方》

曰:丹毒一名天火,肉中忽有赤如丹涂之色,大者如手掌,甚者遍身,有痒有肿,无定色。有白丹者,肉中肿起痒,而复痛微虚肿,如吹状隐疼起也。有鸡冠丹者,赤色而起,大者如连钱,小者如麻豆状,肉上粟起如鸡冠肌理也,一名茱萸丹。有水丹者,由遍体热起,遇水湿搏结,丹晃晃黄赤色,如有水在皮中,喜着股及阴处。此虽小疾,不治令人至死,治之皆用此升麻膏。(《鸡峰普济方·治热》)

十一、《三因极一病证方论》

《经》云:诸痛痒疮皆属心。心虚寒则痒,心实热则痛。丹毒之病,由心实热也。心生血,主于脉,血热肌浮,阴滞于阳,即发丹毒。方论有云,以其色赤,如丹砂涂,故得丹名。然又有水丹、白丹、五色油丹,岂专以赤为名也。又有赤硫、天火、姎火、尿灶、废灶、野火等。古方以为小儿出入游行,触犯所致,此因容或有之。若小儿在褓褓中,未能出入,亦患此者,是岂因触犯耶?大率皆血热之所为也,叙例于后。

香栾皮汤,治诸种丹毒,发于四肢、腹背、头面,或赤或白,或痒或痛,或寒或热。

香栾皮一两。

上以一大碗水同煎,取半碗,以翎毛刷患处神效。

伏龙肝散,治少小诸种丹毒。

伏龙肝,不拘多少。

上为末。以鸡子白和敷之,日三次。

金花散,治一切丹毒。

郁金,黄芩,甘草,山栀,大黄,黄连,糯米。

上七味,各一两,生为末,蜜和冷水调,以鹅毛上患处。(《三因极一病证方论·丹毒叙论》)

十二、《仁斋直指方论》

消毒饮,治赤丹、火丹、紫荏丹。

牛蒡子(炒,研)三两,荆芥穗五钱,甘草(炙)一两,防风、升麻各七钱半,犀角三钱,麦门冬、桔梗各五钱。一方加朴硝二钱。

上㕮咀,每服一二钱,水煎服。

一方治火丹毒,遍身赤肿痛。

寒水石、石膏各三钱,黄柏、甘草各一两。

上为末，芭蕉汁调敷。

一方治火带。

歌曰：疮毒细如天火带，能令斑驳皮肉坏。烂研一味百合根，敷若频时消亦快。

一方治丹瘤。

大黄、朴硝、土蜂窝。

上为末，水调涂之。

洗药方：防风、酸车草、赤豆、灶心土等分。

上煎汤，洗，立效。（《仁斋直指方论·丹毒》）

十三、《普济方》

夫诸痛痒疮，皆属心。心虚寒则痒，心实热则痛。丹毒之病，由心实热也。生血主于脉，血热则肌浮，阴滞于阳，即发丹毒。方论有云：以其色赤如丹砂涂，故得丹名。然亦有水丹、白丹、五色油丹，岂专以赤为名也。又有赤流天火、殃火、尿灶、废灶、野火等方，以为小儿出入游行，触犯所致，此因容或有之。若小儿在褓褥中，未能出入，亦患此者，是岂因犯即病乎？大率皆血气之所为也。

凡火丹者，肉中忽赤如丹涂之色，痛痒不定，甚至遍身。白丹者，肉中肿起痒而腹痛，微虚肿，如吹状。鸡冠丹者，亦名茱萸丹，肉上粟粟如鸡冠肌理。水丹者，遍身热起，遇水搏之，结丹晃晃黄赤色，如水在皮中。五色油丹，亦名油肿赤流丹，肿热赤色，流入四肢。以上皆不问大小，如天火、灶火、殃火、尿灶火、朱田、野火等丹，多着少小，但自腹内生，出四肢者则易愈，自四肢生，入腹者则难治。

治丹毒方，《千金》《外台》甚多，无出于用冷物治之。凡冷物无过藻菜，如有患丹毒热肿等证，取渠中藻菜，细切熟捣，敷丹上，厚三分，干则易之，最良。

热毒之气，暴发于皮肤间，不得外出，则血为丹毒。热气剽悍，其发无常处，大则如掌，甚则周流四体，不急治，或至坏烂出肿血，发热于骨肉之间，则肢断如截，毒气入腹，则能杀人。治法用针镰砭割，明不可缓治也。少阳客气胜，丹疹外发。又曰：诸痛痒疮疡，皆属于心。火主太关，又谓百端之起，皆自心生，岂可便用辛温发散，致热势增剧，渐成脏毒下血，咬牙发搐，大热明矣。

夫时毒者，四时邪毒之气，感之于人也。其后发于鼻面、耳项、咽喉，赤肿无头，或结核有疮，令人憎寒发热头痛，肢体痛甚，恍惚不宁，咽喉闭塞，人不识者，将谓伤寒。便服解药，一二日肿起增益方悟，始召疮医。原夫此疾并无方论，世俗通为丹瘤，病家恶言时毒，切恐传染。考之于《经》曰：人身忽经变赤，状如涂丹，谓之丹毒。此风热恶毒所为，谓之丹瘤，与夫时毒特不同耳。盖时毒者，感四时不正之气，初发状如伤寒，五七日之间，乃能杀人。治之宜精辨之，先切其脉，滑数浮洪，沉紧弦涩，皆其候也。盖浮数者，邪气在表也；沉涩者，邪气深入也。感四时毒气，壮实之人，急服化毒丹以攻之；热实以五利大黄汤下之；其有表证者，解毒升麻汤以发之；或气软者，五香连翘汤主之。久于鼻内搐通气散，取十余嚏，作效；若嗅药不嚏，不可治之。如嚏出脓血者，治之必愈。如左右看病之人，日日用嗅药嚏之，必不传染，切须记之。其病人每日用此药三五次，以泄热毒，此治时毒之良法也。经三四日不解者，不可大下，犹宜和解之，服犀角散、连翘散之类；至七八日大小便通利，头面肿起高赤者，可服托里散、黄芪散，宜针镰砭割出血，泄其毒气；十日外不治自愈也。此病若五日以前，精神昏乱，咽喉闭塞，语声不出，头面不肿者，即死之候。然而此疾有阴有阳，有可汗，有不可下。尝见粗工，但云热毒则用寒药，殊不知病有微甚，治有逆从，不可不审矣。

方：

乌蛇膏（出《和剂方》），治风邪毒气，外客皮肤，熏发成肿，所起不定，游走往来，时发痒痛，或风毒热盛，攻注成疮，焮赤多脓，疮边紧急，但是风肿，并皆治之。

吴茱萸、藁本、独活、白僵蚕（去丝嘴炒）、细辛、汉椒（出目炒）、半夏、防风、赤芍药、当归、桂心、川芎、香白芷各半两，乌蛇、黄蜡各二两，干蝎、附子（去皮尖）各一两。

上细锉，以炼腊月猪脂二斤，文火煎，候白芷赤黑色为度，帛滤去滓，下蜡，入瓷器内盛，每用取少许摩之令热，日三。

升麻膏（出《圣惠方》），治丹疹烦热，疼痛不止。

升麻、白薇（《肘后》作白蔹）、漏芦、蒴藋四两、连翘、栀子（四个炒）、黄芩各一两，蛇衔、枳实各三两。

上捣碎，以水三升，浸半日，以猪膏五升，煎令水气尽，去渣，膏成敷上。诸丹皆用之，及热疮肿上，日三（《经心录》无枳实，以治诸肿毒）。

赤小豆涂敷方（出《十便良方》）：治丹毒如手掌大，身体发赤痛微痒，或生疮。

取赤小豆捣罗为末，以鸡子白调如糊，涂丹上，干即易。先用枸杞根煎汤洗，后敷药，疮如痛，用水润之。

疗白丹方（出《圣惠方》）：病原白丹者，初发痒痛微烦，肿如吹起，不痛不赤而白色，由挟风冷，故然色白也。

以豉为末，和酒涂之，捣香薷叶苦蓼敷之。一方单用豉为末，水调涂之。

又方：以酸模草、五叶草煮汁饮之，又以泽合丹，以茅心涂亦佳。

治白丹、水丹着人足跌，及腨胫间者，作黄色如火丹状，经久变紫色，不疗皆成骨疮也。无毒，非杀人疾。若成骨疮，即难瘥也。《经》言：风邪客于肌中，肌虚真气发散，又被寒气外搏皮肤，发膝理，开毫毛，淫气妄行，则为痒也。所以有风疹之疾，皆由于此。有赤疹者，忽起于蚊蚤吮，烦痒剧者，重沓垒起，搔之随手起。有白胗者，亦有此。疗之皆如疗丹法也。疗之方，捣白瓷器屑，以猪脂和，涂之。

疗丹毒或发背，及诸肿遍身赤者。

捣鲫鱼敷，数易之良，或但以生鱼皮鲜烧捣末，以鸡子白和，涂之。

治风丹。

以苕帚子、慎火草叶、土朱三件中，遇便者擂碎，冷水澄滤，服之效。

又方：蜜调土朱，入酒少许服，并搽疹上。

治积年久疹，有时发动。

用干地黄十分，甘草五分，干漆五分，水五分，桂一尺，捣筛，酒服一匕，日三服。

疗荧火丹，从头起（出《本草方》）。

以慎火草捣，和苦酒涂之。

疗灶丹，从两脚赤，如火烧（出《本草》）。用五加叶根，烧灰五两，取煅铁家火槽中水，涂之。

治丹毒烦热（出《本草》）。用绿豆生研，绞汁服。

治火丹疮（出《本草》）。用龙葵和土捣，敷之良。

疗野火丹，从背上两胁起（出《本草》）。用白僵蚕二七枚，和慎火草捣，涂之。

治大人小儿风疹（出《本草》）。以吴茱萸一升，酒五升，煮取一升，帛染拭之。

治热丹赤肿（出《本草》）。用栝蒌为末二两，酽醋调涂之。

治热丹毒痈肿（出《本草》）。以陈白及磨，敷疮上。

治热肿丹毒（出《本草》）。以积雪草捣，敷之。

疗烟火丹发从背起，或两胁及足赤如火（出《本草》）。以景天草、真珠末一两，捣和如泥，涂之。

治丹毒瘤（出《本草》）。以蜈蚣一条干者，白矾皂子大雷丸一个，百部二钱秤，同为末，醋调搽，夫大人、小儿，疮肿丹毒发热，疼痛不止。一法面北端想，北海雪浪滔天，冰山无际，大寒严冷之气，取此气一口，吹在疮肿处，立止。用法之人，大忌五辛之菜，五厌之肉。所病之人切忌鸡猪鱼兔，酒醋湿面等物。无药之处，可用此法救人（出《儒门事亲》）。（《普济方·诸疮肿门》）

夫丹之为候，由热毒之气，搏于荣血，而风乘之，所以赤浮肌肉而为之走注。外因乳母食啖热毒物药，及烘衣不候冷，便与儿服而得之。其证或发于手足，或生于头面胸胁，令儿烦闷腹胀，其热如火，痛不可言，赤肿游去遍体也。汤氏所谓丹有十五种，又有赤游风及熛疮，《本事方》以十种治之。然丹不特色赤，或青，或黄，或白，或黑，是血热风毒有盛有衰，挟冷挟热，故其色变易又不同焉。要之诸疮皆属于心，心为血之主，血为热之媒，古人以丹命名，盖谓心应火色尚赤，揣本揆元，大概心家血热所致。风以动之，于是游赤而遍体也。蔓衍而不歇则烂肌，自四肢而入腹入肾则杀人，惟初生于胸腹，然后流散于四肢者易愈。

夫小儿五色丹者，由丹发而变改无常，或青、黄、白、黑、赤，此由风毒之热，有盛有衰，或冷或热，故发为五色丹也。赤丹者，由风毒之重，故使赤也，初发疹起，大者如连钱，小者如麻豆，肉上生粟如鸡冠，故谓之赤丹，亦名茱萸丹也。白丹者，由夹风冷之气，故使色白也，初发痒痛，微虚肿，如吹疹，疹起不痛不赤而白也。黑丹者，由风冷伤于肌肉，故令色黑也，初发痒痛或熛肿起微黑色者是也。丹发于肉中，有赤如丹色，大者如手，剧者遍身赤痒，故号天火丹。丹发于两胁及腋下髀上,此谓之殃火丹也。丹发两髀,不过一日便赤黑,谓之神火丹也。丹发赤斑斑如梅子,遍背腹,谓之野火丹也。丹初发,着两腋下、两髀上,谓之家火丹也。丹发如灼,在胁下正赤,初从髂起而长上痛,谓之萤火丹也。朱田火丹者,由丹先发背起遍身,一日一夜而成疮,谓之朱田火丹者是也。丹发两髀里尻间,正赤,流阴头赤肿血出,谓之天灶火丹也。丹发从足跌起,正赤者,谓之废灶火丹也。丹发膝上,从两股起及脐间,走入阴头,谓尿灶火丹也。有肌肉虚者,为风毒热气所乘,热毒搏于血气,则皮肤赤而肿起,其风随气行游不定,故名赤游肿也。

凡患诸瘤肿毒,必须先服升麻饮之类导气药,以散其毒,方可用药调涂,不然恐毒气入腹则杀人也。

凡小儿丹瘤肿毒,赤走引遍身者,乃邪热之毒在表。以磁盘刺出紫血,其病立愈。如不愈者,后用凉膈散加大黄、芒硝,利三五行,次用拔毒散扫三五度必愈矣。《经》曰:丹炼赤瘤,火之色也,相火主之。

凡小儿有赤瘤暴肿,可用黄连通膈丸泻之,后用阳起石散敷之,则肿毒自消。如不消,可用排钉砭刺血出而愈矣。

风热发丹,古方谓小儿得之最忌,以其气血未定,肌肤柔脆,无以胜悍毒故也。是以诸丹不同,其发无定处,俗又谓之溜流走经络,散发肌表,如涂丹之赤。有法可镰泄去毒气。不尔,则丹毒入腹,近心即死。但初发于心头者,不可镰耳。

《本事方》治小儿十种丹瘤肿毒,所起形候:

一飞灶丹,从顶起,先肿,用葱白研,自然汁涂。

二古灶丹,从头上红肿痛,用赤小豆末,鸡子清调涂。

三鬼火丹,从面上起,赤肿,用灶心土末,鸡子清调涂。

四天火丹,从背起赤点,用桑白皮末,羊脂涂。

五天灶丹,从两肾赤肿黄色,用柳木烧灰,水调涂。

六水丹,从两胁虚肿,用生铁末,猪粪调涂。

七胡吹丹,从脐上起,黄肿,用槟榔末,米醋调涂。

八野火丹,从两脚赤肿,用乳香末,羊脂调涂。

九烟火丹,从两脚有赤白点,猪槽下土,清油调涂。

十胡漏丹,从阴上起黄肿,用屋漏处土,羊脂调涂。

上此十种丹毒，变易非轻，治之或缓，终不能救，余不惜是方，逐一仔细辨认，依方法治之，万不失一，如经三日不治，攻入脏腑，则终不可救治之也。

治丹瘤方，用大黄、朴硝、大土蜂窠三味为末，筹斯子箍定真赤处，将刀子刺破，令出恶血，然后用井水调涂毒处效。

又方：用茅屋上经年青苔，焙干为末，醋调涂赤肿处，消。

治小儿瘤初发，用麻子擂为浆，井水调下。

治小儿丹瘤，服托里散、消毒饮，外用白及、白蔹研为细末，搽无病肉上，而截之，令不得过脚，用紫浮萍烂捣敷瘤上，万不失一。

治大人、小儿缠蛇丹初发便用，用蚯蚓粪、连皮生姜，研烂敷，即愈。亦治火丹，以水和泥敷之，米醋调亦可。

又方：用大黄为末，捣烂马齿苋取汁，调涂，已成丹亦治。

又方：用蓼叶烧灰，鸡子清和，数数涂之。

又方：用桃仁汤浸去皮，烂捣涂之，又清油调白矾末亦妙。

治小儿风疹丹，用蜜调赤土朱，入酒二三滴，服之，亦研涂疹上。

治诸丹，用人参羌活散、惺惺散，夹和用，竹叶煎汤调下，热证加黄芩、玄参，冷证加黄芪、白芷。

疏风解毒散，治丹毒敷方，用紫浮萍一碗，活地龙中等者七条，同研细敷之。

又方：用水藻捣敷。

又方：用芭蕉根捣汁敷之。

又方：用蚕砂一升，井水煎温，和蜜洗之，亦治天灶火丹。

治青白丹毒，痒痛，虚肿如吹，用灶中黄土一分，豉半分，为末，麻油调敷患处。

蜞针法：用水蜞数条，以青苔盖覆，或湿纸亦可，去血即消，未消再用，丹毒满身遍黑，入腹入阴难治。

平血饮，治风热积毒，或发于头面，手足热者，如胭脂色，其热如火，轻轻着手，痛不可忍。以紫草与犀角消毒饮相间煎服，赤瘤、丹火瘤、紫萍瘤并治。壮热烦渴甚者，加黄芩、麦门冬去心、朴硝各半钱。一方与败毒散和生姜、薄荷、蝉蜕（去足翼）、防风（去芦，细切），煎汤，加天花粉少许。

又方：治角瘤，用青黛、土朱为末，井水调，入蜜敷角亦可。

又方：用黄丹不拘多少，磨刀水调刷。

治丹毒肿如火，用大黄、朴硝为末，调涂肿处，立效，水苔、生地黄、蕺菜、浮萍、栀子，皆可研烂水调敷。

洗方：用防风、车前、赤豆、灶心土，煎水洗。

又方：洗角后，用小惊丸压邪，大惊丸镇惊。

治丹发疼痛，用捣篇竹汁服，一日一两服，立瘥。若未瘥，再服之。

治赤白游疹及痈疽肿毒，用水蛭十余条，令唼病处，取皮皱肉白，无不瘥也。冬月无蛭虫，地中掘取，暖水中养之，令动，洗去皮咸，以竹筒盛蛭缀之，须臾便咬血满自脱。更令饥者，崔知悌令两京预养之，以防缓急，收干蛭当展其身令长，腹中有子者去之。此物难死，虽加火炙，亦如鱼子，烟熏三年，得水犹活也。

治小儿赤游行于体上下至心即死方。

用芒硝内汤中，取浓汁，以拭上。

又方：以水调涂之，治一切丹毒瘤肿。

治小儿丹毒破作疮，黄水出，亦治恶疮，用豉炒令烟绝，为末，油调敷之。

治小儿丹毒，用柳叶一斤，水一斗，煮取三升，以淬揾洗赤处，日七八度。

治小儿赤丹不止，用番黄米粉，鸡子白和敷之。

治丹火恶毒之疮，五色无常，用蜜和干姜末敷之良。

治丹火毒偏身，睡不安，亦治赤流，用蘑萝草捣绞取汁，或捣敷上，随手消。

治白游、赤游，以死蚕涂之。白游，用白死蚕涂；赤游，用赤死蚕涂。

治小儿赤游，行于上下，至心即死，用伏龙肝末，和鸡子白涂，干则易。

治小儿赤游疹火炎热疮，以马藻捣敷之，生水上，如马齿相连。

治小儿丹毒脐中起方，以伏龙肝，是年深灶下黄土，研为末，以屋漏水和如糊，敷患处，干即再敷，以瘥为度，用新汲水调亦可。

治小儿火丹，热如火，绕腰即损，捣马齿菜敷之，日二。

治小儿风疾丹毒，以醋汤火煠出，以姜酢食之。

治小儿丹，以蓝靛敷，热即易，亦和水敷之。

治小儿丹毒热肿，用赤小豆花煮，顿服之。

治小儿寒热丹毒，中恶、注忤、痫血，以草犀根煮汁服之。

治小儿丹，用桐皮煎水敷之。

治孩子赤丹不止，用黄米粉、鸡白和敷之。

治小儿游瘤丹毒，用剪刀草茎叶，烂捣如泥，以冷水调化如糊，以鸡羽扫上，肿便消退，其效殊佳。

治小儿天火毒，肉中赤，如丹色，大者如手，甚者遍身，或痛，或痒，或肿方，用生麻油涂之。

若走行皮中浸广者，名丹火，至腹杀人。取妇人月水污帛洗取汁，以浴小儿。无此帛，取生鱼鳞以紫草烧末，以鸡子白和，涂令遍。又涂生鱼血，干又涂之。

又有水丹由体热遇水湿薄之，结丹，晃晃黄赤色，如有水在其中，忌着眼及阴，疗之如火丹法。（《普济方·婴孩诸疮肿毒门》）

十四、《卫生易简方》

治大小丹赤游风肿，用景天（即慎火草）捣汁，或干末和苦酒敷之。

治丹瘾疹，用白芷根、叶煮汁洗之，瘥。

治大小风疹不止，用白矾研细，投热酒中化匀，以马尾涂之。

治丹瘾疹，用酪和盐煮热以摩之，手下即消。

治火丹遍身赤肿，用萝摩草捣汁敷之，或就捣敷，应手即消。

治大小赤游风，用芒硝煎汁，拭丹上。

治火丹，用蓝靛敷之即消。

治热丹赤肿，用栝蒌末，酽醋调涂之。

治五色丹，名油肿，不可轻忽，用榆白皮末和鸡子清敷之。

治丹发疼痛，用萹蓄捣汁，服一升，未瘥，再服效。

治风瘾疹痒毒，用枫皮或脂，煎汤热洗。

治火丹，用有刺栗皮煎汤洗。

治火游肿流遍身赤色，入腹即死，用生猪肉贴赤处，其肉臭恶，虫鸟不食。

治火丹赤肿，用黄芩为末，水调涂立止。

治五色丹毒，遍身散行，用干姜末，蜜调涂，立愈。

又方，用甑带烧灰为末，以鸡子白、水和涂之，即效。

治丹毒流肿用，蚯蚓粪为末，水和敷之，日三次。

治缠蛇丹,用灶心土干研,清油调涂。

又方,用糯米粉和盐同嚼唾患处。

又方,用锈铁钉磨水搽。(《卫生易简方·丹疹》)

治小儿丹瘤,用蓖麻子五个去皮研,入面一匙,水调涂。

治小儿赤丹不止,用胡荽绞汁敷之,瘥。

治小儿急丹毒,用鸡子壳内白,和赤小豆末敷之。

治小儿游丹赤肿,用荞麦面,醋和敷之。人食服荞麦动气脱眉。

治小儿赤游行于上下,至心即死,用芭蕉根汁煎涂之。

治丹毒发作,恐其入腹,一时无药,急以针于红点处刺出恶血,使毒气于此而散;或用瓷片出血。

治火丹,用锈铁磨水,调厕坑上泥涂之。

治一切丹毒,积热壅滞,咽喉肿痛,用当归、赤芍药、甘草(炙)、大黄等分,每服一钱,水半盏,煎七分,去滓,食后温服。

治赤游丹肿,用白玉一两,寒水石二两,为末,米醋调敷患处或肿至外肾,有破处,只用水调。

治五种丹毒,用郁金、甘草(炙)、桔梗、天花粉、葛粉等分为末,每服一钱,薄荷汤入蜜调下。

治小儿十种丹瘤,如三日不治,毒入肠胃,则不可治,宜仔细辨认,依方治之,万不失一。一从顶头起肿,先用葱白研取自然汁涂;二从头上红肿痛,用赤小豆末,鸡子清调搽;三从面起赤肿,用灶心土,鸡子清调涂;四从背起赤点,用桑白皮末,羊脂调涂;五从两臂赤肿黄色,用柳木烧灰,水调涂;六从两胁虚肿,用生铁屑和猪粪调涂;七从脐上起黄肿,用槟榔为末,米醋调涂;八从两脚赤肿,用乳香末,羊脂调涂;九从两脚有赤白点,用猪槽下土,麻油调涂;十从阴上起黄肿,用屋漏处土,羊脂调涂。

治小儿丹瘤,用绵羊脑子、朴硝调匀,贴瘤上立效。(《卫生易简方·丹毒疮疖》)

十五、《丹溪治法心要》

赤游在上,凉膈在身,用二蚕沙细研,以剪刀草根捣自然汁调匀,先涂腹上,却涂患处,须留一面出处,患处移动为效。剪刀草根即野慈姑。治赤游风,用伏龙肝和鸡子清敷,内用赤土水调服。治赤溜,生地黄、木通、荆芥、芍药、桃仁,苦药中带表之类,以芭蕉油搽患处,一作以芭蕉捣涂患处,主热伤血也。小儿天火丹齐腰起者,名赤溜。用蚯蚓泥油调敷。治冷风丹,车前子叶捣汁调伏龙肝敷之,或服尤妙。治小儿丹毒,以蓝靛敷之。又方:用寒水石、白土为末,米醋调敷,冷即易之。治丹毒恶疮,五色无常,干姜末蜜调敷之。又方:地龙屎水调敷之。或以水中苔焙干,末敷,淬水饮,良。诸热丹毒,水磨蛞蝓,功胜紫雪。又丹毒,水调芒硝涂之。赤游上下,至心即死,急捣芭蕉根汁,煎,涂之。(《丹溪治法心要·赤游丹毒》)

十六、《保婴撮要》

胎毒发丹者,因胎毒内伏,或频浴热汤,或着烘衣,或乳母饮食七情,内热助邪为患,发于头面四肢,延及胸腹,色赤游走不定。古人云:从四肢起入腹囊者,皆不治。当急令人随患处,遍吮毒血,各聚一处,砭出之,急服活命饮。惟百日内忌砭,以其肌肉难任也。若发散过剂,表虚热而赤不退者,用补中益气汤加防风、白芷。寒凉过剂,胃气受伤,而热赤不退者,用异功散加柴胡、升麻;或兼发搐等症,用四君、升麻、当归、钩藤钩,若复行攻毒,必致不起。头额间患者,当卧镰砭之。

史少参孙二岁,丙申正月,阴囊赤肿,余作胎毒治瘥,后患发热痰盛等症,诊其母有郁火血热,用解郁凉血之药,子母俱服而愈。至六月初患吐泻,两眼瞤动,或投参、术之类,不应,以为慢惊,欲用附子药,请余议,视其寅卯关脉赤,此属风热伤脾,用柴胡清肝散加钩藤钩、木贼草一剂即愈。

丁酉正月初旬,颈患热毒,脓出贴药,忽暴风启户,即时发热。翌日,头面黯肿如斗,两耳厚寸许,此风邪上攻,血得热而沸腾也,急砭两额,出黑血三盏许,随用清热化毒汤,黯肿十退七八,翌日复砭,则血不甚黑矣,仍以前药去牛蒡子加熟地黄而愈。此症若不行砭法,或作破伤风治,必死。

砭法治丹毒赤色,游走不定,令口吮毒血,各聚一处,用细瓷器击碎,取有锋芒者,以箸头劈开夹之,用线缚定。两指轻撮箸头,稍令磁芒对聚血处,再用箸一根,频击刺出毒血,轻者止用口吮出毒,用药敷之。如患在头者,不用砭法,止宜用针,卧倒挑患处,以出毒血,迟则毒血入腹,而难起矣。(《保婴撮要·胎毒发丹》)

伤食发丹者，因脾胃之气未充，乳食过多，不能运化，蕴热于内，而达于肌表也。若因食乳停滞者，先用保和丸消之，大便秘结者，量加大黄通之。乳食既消，而丹尚作者，用清中解郁汤治之。丹邪既去，而乳食不思者，用五味异功散补之。发热作渴，或饮食少思者，用七味白术散补之。大凡饮食厚味所致者赤晕，其行而缓慢。若饮烧酒，或误吞信石所致者，遍身赤晕，其行甚速；又有疮疡发痋，周围有赤晕，其热消散或脓出自退，凡此俱忌砭法，皆宜安里为主，不可攻伐。若自吐泻，亦不可止之，吐泻中有发散之意。因饮烧酒者，饮冷米醋一二杯解之，此神妙之法也。因母多食炙煿膏粱，或饮烧酒，或服辛热燥药，或郁怒伤肝脾，致儿为患者，当参胎热毒疮疡治之。（《保婴撮要·伤食发丹》）

十七、《赤水玄珠》

孙仲子泰来曰：小儿丹毒赤游风者，书谓半周、一岁之间，不宜频频洗浴，恐湿热之气，郁蒸不散，发为丹毒。愚谓此固一说也，总由妊母血热渍流于胎，胎受热毒，蕴于腠理。或乳母好食酒面煎炙辛热等物，皆能致之。发于四肢者，易为调治。发于头面胸背，令儿烦躁胀闷，身如火灼。古谓入心者死，以其毒剧火盛故也。亦有湿热滞于皮肤，搏击气血，发为丹毒，入腹入囊，总成凶兆。良由包裹失宜，复为风邪所袭，发为白丹游肿，壮热憎寒，鼻塞胸闷，息气喘急，咳嗽吐逆，种种之缘，一受于母之血热为内因，一为频洗脱着失宜为外因。知内外之因，明合治之法，庶几有藉手焉。

大连翘汤，治胎毒，丹毒，赤游（方见潮热）。

清上散加升麻，治胎毒、丹毒、游赤肿（方见风热）。

防己散，丹毒赤游风，入腹入肾，防其杀人。

汉防己五钱，朴硝、犀角、黄芩、黄芪、升麻各七钱。

上每服二三钱，加竹叶五片，煎服（一方无朴硝，有泽泻）。

葛根白术散，治一切赤白丹毒。

白术、茯苓各二钱，木香、甘草各一钱，赤芍药、葛根各三钱，枳壳二钱半。

每三钱，水煎服。

惺芎散，治赤游肿，中气弱，不可服寒凉者。即四君子汤加桔梗，水煎服。

冰黄散，赤游肿毒。

朴硝、大黄各一钱。为末，新汲水调敷毒上。

白玉散，赤游丹毒。

滑石、寒水石各一两。

上末，醋调涂肿处。或游至外肾有破损者，用水调涂。

又方：赤游丹毒。

青黛，井水入蜜调涂。无青黛，以靛涂之。

又方：治赤白丹毒，或用寒凉涂之不效者，用此良愈。

伏龙肝，为极细末，以熟鸡子黄熬为油调涂。

升麻汤，治外因洗浴脱着失宜，憎寒壮热，丹毒游肿，并时行热毒发斑等症。

升麻、干葛、白芍各三钱，甘草一钱半。

每服三四钱，水煎服。热盛加黄芩，咽痛加桔梗，发斑加玄参。

败毒散，治时行热毒，胃虚冷丹。治噤口痢加陈仓米一撮。

羌活、独活、前胡、柴胡、人参、茯苓、川芎、甘草、桔梗、枳壳。

上每三四钱，生姜、薄荷煎服。

心红散，治赤游丹毒。

心红（即水银升之银朱也）。

用马齿苋捣汁调涂，干则以汁润之，极妙。

又方：治一切胎毒赤丹。

芭蕉根大块者，捣汁涂之。干则再涂，畏寒者或冬月，则顿稍温涂之。

（《赤水玄珠·脐突光肿 脐汁不干》）

十八、《证治准绳》

《内经·运气》丹熛皆属火。《经》云：少阳司天，客胜则丹疹外发，及为丹熛是也。《圣惠》云：夫一切丹毒者，为人身体忽然变赤如丹之状，故谓之丹毒也。或发手足，或发腹上如手大，皆风热恶毒所为，重者亦有疽之类也。若不急治则痛不可忍，久则坏烂出脓血数升。若发于节间，便令人四肢毒肿，入于肠则杀人，小儿得之最为急也。戴复庵云：发丹色状不一，痒痛亦异，大概皆因血热肌虚风邪所搏而发。然色赤者多，以赤故谓之丹，宜消风散：入烧枫树子存性为末，酒调服。有发而色白者，谓之冷漠，宜消风散杂黑神散酒调。此病多缘肌肉疏，为风邪所袭而成，风热则赤，风冷则白，今人但呼赤为丹，白为瘝，所以用酒调土朱服之而愈者，亦以脾主肌肉，土能入脾，各从其类。古方亦名为瘾疹，非特分寒热，亦兼备四气，近世方论呼为白婆瘝，赤为血风。赤白二证并可用乌药顺气散，和消风散酒调服。白者多用顺气散，赤者多用消风散，病此者俱宜用藿香正气散煎。有人一生不可食鸡肉及獐鱼动风等物，才食则丹随发，以此见得系是脾风。脾主身之肌肉，藿香正气散乃治脾之药，而土朱亦入脾之药，此方屡试屡验。丹溪云：内伤斑者，胃气极虚，一身之火游行于外所致，宜补以降之。尝治一中年男子，痈溃后发热干呕，背发丹熛，用诸般敷贴丹熛药，及用刀于个个丹头出血，丹皆不退，后以半、陈、生姜加补剂，治呕不效，遂纯用参半两，归、术各钱半，浓煎一帖呕止，二三帖丹渐缓，热渐减，约五十余帖热始除，神气始复。

孙真人曰：丹毒一名天火。肉中忽有赤如丹涂之状，大者如掌，甚者遍身，有痒有肿无定色。或有白丹，肉中肿起，痒而复痛，微虚肿如吹瘾疹状。亦有鸡冠丹，赤色而起，大者如钱，小者麻豆粒状，如鸡冠色皮涩，一名茱萸丹。或有火丹，或有水丹，遍身起，遇水湿搏之，晃晃然如黄色，如有水在皮中，喜着眼及阴，此虽小疾，令人至死也。

治丹毒拓方。

升麻、漏芦、芒硝各二两，栀子二十枚，黄芩三两，蒴藋五两。

上件以水三升，浸良久，煮取二升。以故布染汁拓后，须服漏芦汤。

漏芦汤方，非里实证，不可用。

漏芦、白蔹、黄芩、麻黄、白薇、枳壳、升麻、芍药、甘草、大黄各三两。

上以水一斗，煮三升，分三服，快下之。无药之处，只单用大黄下之。

五香汤，主热毒气，卒肿痛结核，或似痈疽，使人头疼寒热，气急者，数日不除杀人方。

青木香、藿香、沉香、丁香、熏六香各一两。

上以水五升，煮取二升。分三服，不瘥更服之。

《刘涓子鬼遗方》治丹、痈疽始发，焮热浸淫长成，拓汤方。

升麻、黄芩各三两，黄连、大黄各二两，当归、甘草（炙），各一两，芎䓖二两，芒硝三两，羚羊角屑一两。

上㕮咀，以水一斗三升，煮取五升，绞去滓。铛中纳芒硝，上火搅令成沸尽泽。稍分适冷热,贴帛拓肿上数过,其热随手消散。王练、甘林所秘不传此方。

〔《丹》〕一人患风丹,遍身痒,因酒得者。

浮萍半两,防风、黄芪、羌活三钱,当归二钱,干葛、麻黄一钱,生甘草(半钱)。

〔《世》〕治冷丹风。

防风、甘草、白僵蚕、蝉蜕、川芎、白芷、茯苓、荆芥、陈皮、厚朴、苍耳子、人参。

上为末,豆淋酒调服,二钱。

丹痒者,用韭叶掺些盐,与香油以手摩热,于丹上揸之,立愈。治风丹,用穿山甲洗去腥,于瓦上炒过存性,每一两入甘草三钱为末,米饮调服。治血风疙瘩疮,斑疮。浮萍捣取自然汁,豆淋酒下;四物浸酒下亦得。

〔《丹》〕用羊蹄菜根,于生铁上以好醋磨,旋旋刮取,涂患处,未瘥更入硫黄少许,磨涂之。(《证治准绳·疡医·丹毒》)

十九、《外科正宗》

火丹者,心火妄动,三焦风热乘之,故发于肌肤之表,有干湿不同,红白之异。干者色红,形如云片,上起风粟,作痒发热,此属心、肝二经之火,治以凉心泻肝,化斑解毒汤是也。湿者色多黄白,大小不等,流水作烂,又且多疼,此属脾、肺二经湿热,宜清肺、泻脾、除湿,胃苓汤是也。腰胁生之,肝火妄动,名曰缠腰丹,柴胡清肝汤。外以柏叶散、如意金黄散敷之。

化斑解毒汤　化斑解毒汤石膏,玄参知母共连翘。黄连升麻蒡子等,甘草人中黄更高。

治三焦风热上攻,致生火丹,延及遍身痒痛者。

玄参、知母、石膏、人中黄、黄连、升麻、连翘、牛蒡子各等分,甘草五分。

水二钟,淡竹叶二十片,煎八分,不拘时服。

除湿胃苓汤　除湿胃苓汤草朴,陈皮二术泽猪苓。防风滑石山栀等,木通薄桂赤苓名。

治脾、肺二经湿热壅遏,致生火丹作烂疼痛者。

防风、苍术、白术、赤茯苓、陈皮、厚朴、猪苓、山栀、木通、泽泻、滑石各一钱,甘草、薄桂各三分。

水二钟,灯心二十根,煎八分,食前服。

柏叶散　柏叶散中蚯蚓粪,赤豆大黄君莫混。加上黄柏轻粉霜,水调敷上何须问。

治三焦火甚致生火丹,作痒或作痛,延及遍身。

侧柏叶(炒黄为末)五钱,蚯蚓粪(韭菜田内者佳)、黄柏、大黄各五钱,赤豆、轻粉各三钱。

上为细末,新汲水调搽。

缠腰火丹,方用宝钞一张,烧化存性,研为细末,用米醋调稀,鸡翎蘸涂患上,一日三次即愈。忌食发物。

如意金黄散(见肿疡门)　治火丹不论新久痒痛,用新汲水调敷,靛汁亦好。(《外科正宗·杂疮毒门》)

赤游丹,受毒于未生前,发病于有生后。盖身在胞胎,皆赖父精母血借以生养,父母不能节其欲,多致淫火猖炽,胎必侵受;又不能戒诸厚味,以及炭火烘熏、重衾叠褥,往往受热,子无弗有,及致生后,热汤洗浴,烘熏衣物,触动内毒,而欲发之时,先发身热、啼叫、惊搐,次生红肿光亮、发热,瞬息游走,发无定处。先从头额起者,名天夺丹,以升麻葛根汤母子同服。余皆起于腹背,流入四肢者轻,起于四肢、流入胸腹者重,有此总皆先砭恶血为要。砭血之后,先用精猪肉缝片贴之一时许,换如意金黄散,用水芭蕉根捣汁调敷,甚者日换二次。内以大连翘饮、消毒犀角饮、五福化毒丹。毒气入里,腹胀坚硬不乳者,紫雪散下之。三日后身渐彻凉,砭血之处肉便软活,声清腹软,乳哺如常者顺,反此为逆。

升麻葛根汤　升麻葛根汤芍药,柴胡栀子共连翘。木通甘草同煎服,丹毒游行效最高。

治丹毒身体发热,面红气急,啼叫惊搐等症服。

升麻、干葛、白芍、柴胡、黄芩、山栀各一钱,木通、甘草各五分。

水二钟,煎八分,不拘时母子同服。

大连翘饮　大连翘饮栀芍归,车前滑石石膏随。荆防甘麦柴芩等,蝉蜕木通牛子宜。

治小儿丹毒,发热痰涎壅盛,一切诸疮瘰疹,颈项生核;或伤风伤寒,时行发热等症,并宜服之。

连翘、瞿麦、滑石、车前子、牛蒡子、赤芍、山栀、木通、当归、防风、黄芩、柴胡、甘草、荆芥、蝉蜕、石膏各五分。

水二钟,灯心二十根,煎八分,母子同服。

消毒犀角饮 消毒犀角饮防风,加上黄连甘草同。还用灯心为引使,赤游丹肿效神功。

治小儿丹毒,身热气粗,啼叫、惊搐不宁等症服。

犀角(镑)、防风各一钱,甘草五分,黄连三分。

上水二钟,灯心二十根,煎四分,徐徐服之。

紫雪散 紫雪羚羊犀角同,升麻寒水石膏逢。玄参沉木香甘草,硝片朱砂金箔从。

治小儿赤游丹毒,甚者毒气入里,肚腹膨胀,气急不乳,即宜此药救之。又治伤寒热燥发狂,及外科一切蓄毒在内,烦躁口干,恍惚不宁等症。

升麻、寒水石、石膏、犀角、羚羊角各一两,玄参二两,沉香、木香各五钱,甘草八钱。

水五碗,同药煎至五碗,滤清再煎滚,投提净朴硝三两六钱微火漫煎,水气将尽欲凝结之时,倾入碗内,下朱砂、冰片各二钱,金箔一百张,各预研细和匀,碗顿水内,候冷凝成雪也。大人每用一钱,小儿二分,十岁者五分,徐徐咽之即效。病重者加一钱亦可,或用淡竹叶、灯心汤化服。

针砭法 针砭法来针砭法,披针头向患中插。箸头复向针上敲,敲出血来以箸刮。

治小儿赤游丹毒,红赤焮肿,游走不定,须砭之。用披针锋尖向患上,以乌木重箸在针上面击之,密砭去血多者为妙;血红者轻,紫者重,黑者死。砭毕温汤洗净,用干精猪肉缝大片贴砭处一时许,方换如意金黄散、水芭蕉根捣汁调敷。

如意金黄散(见肿疡门) 治小儿赤游丹毒,红如朱,热如火,走如云,散及遍身不定者,用水芭蕉根捣汁调敷,加蜜亦可。

五福化毒丹(见胎瘤门) (《外科正宗·杂疮毒门》)

二十、《本草汇言》

李氏方：治赤游丹毒，红晕如云头。用小锋刀或瓷碗锋，画去毒血。用紫草五钱，鼠黏子一两（研细）。水煎服。（《本草汇言·草部》）

二十一、《简明医彀》

人身忽然变赤如丹，乃血热肌虚，风邪所搏而成，宜防风通圣散之类治之。

主方（一切丹毒）：薄荷、连翘、郁金、黄芩、黄连、栀子、大黄、甘草、糯米各等分。为末，每服三钱，蜜汤调服。

敷方（丹毒痛甚）：车前草、益母草、地胆草，共捣烂，涂患处。

又方：赤小豆（研末）、羊角（烧灰），上研匀，鸡子清调敷。

又方：治丹毒。大蒜捣如泥，厚涂患处，干即易。

又单方：水苔、慎火草、浮萍、豆叶、生地黄，随取一味，捣敷患处。

灶心土、靛青、大黄、蚯蚓泥，随取一味研末，鸡子清调涂。（《简明医彀·丹毒》）

二十二、《本草单方》

诸恶疮肿，小儿游瘤丹毒。慈姑叶捣烂，涂之，即消（苏颂）。

治小儿火疮，丹肿疮毒。鲤鱼血涂之，立瘥（苏恭）。

热丹。白上一分，寒水石半两。为末，新汲水调涂（钱乙小儿方）。

小儿丹肿。绿豆五钱，大黄二钱。为末，用生薄荷汁入蜜调涂（《全幼心鉴》）。

小儿火丹，热如火，绕脐即损人。马苋捣，涂（《广利方》）。

小儿丹毒，从两股走及阴头。用李根烧为末，以田中流水和，涂之（《千金方》）。

小儿赤丹，从脚趺起。枣根煎汤，频浴之（时珍）。

小儿丹毒，从髀起流下阴头，赤肿出血。用鲫鱼肉切五合，赤小豆末二合捣匀，入水和，敷之（《千金方》）。

赤游风丹，渐渐肿大。五味子焙，研，热酒服一钱，自消。神效（《保幼大全》)。

赤游风丹,行于上下,至心即死。菘菜捣,敷之,即止(《子母秘录》)。

丹瘤。木鳖子仁研如泥,醋调敷之,一日三五上,效(《外科精义》)。

又蓖麻子仁五个去皮,研,入面一匙,水调涂之。甚效(《修丹秘旨》)。

小儿丹瘤,游入腹内必死。初发,急以截风散截之。白芷、寒水石。为末,生葱汁调涂(《全幼心鉴》)。

小儿丹毒,作疮出水。豉炒烟尽,为末,油调敷之。姚和众方(《本草单方·丹毒》)

五色丹毒,俗名游肿。犯者多死,不可轻视。

以榆树白皮末,鸡子白和,涂之(《千金方》)。

又取人中黄粪清,饮二合;并涂之。良(《千金方》)。

又苎根煎浓汁,日三浴之(《外台秘要》)。

又蒲席烧灰,和鸡子白,涂之。良(《千金方》)。

游风丹肿。芸薹叶捣,敷,即消(《千金方》)。

一切热毒,丹肿腮痛。鸡子白和赤小豆末,涂。神效(《小品方》)。

火丹赤肿遍身者。羚羊角烧灰,鸡子清和,涂之。神效(《外台》)。

又大黄磨水,频刷之(《急救方》)。

热毒丹疮。《千金方》用慎火草捣汁,拭之,日夜一二十遍。

一方入苦酒捣泥,涂之。

又思邈曰:凡天下极冷无过藻草。但有患热毒肿,并丹毒者,取渠中藻菜切,捣,敷之,厚三分,干即易。其效无比。

老小火丹。黄芩末水调,涂之(《梅师方》)。

赤黑丹疥,或痒或燥,不急治,遍身即死。白瓷末,猪脂和,涂之(《圣济录》)。

又煎青羊脂,摩之,数次愈(《集验方》)。

丹从脐起,槟榔末醋调,敷之。

身面卒得赤斑,或瘭子肿起,不治杀人。羖羊角烧灰,鸡子清和,涂之甚妙(《肘后方》)。

火焰丹肿。老鸦眼睛草叶入醋,细研,敷之,能消赤肿(苏颂《图经本草》)。

火焰丹毒。水调芒硝末,涂之(《梅师方》)。

又方:银朱调鸡子清,涂之(李楼《怪症方》)。

火焰丹毒,从头起者。生葱汁涂之。

缠蛇丹毒。马蔺草擂醋,搽之(《济急方》)。

身面丹肿,如蛇状者。以雨滴阶上苔痕水花,涂头上,即愈(危氏《得效方》)。

赤瘤丹毒。无名异末,葱汁调涂,立消(《简便方》)。

发丹如瘤。生绵羊脑同朴硝研,涂之(《瑞竹堂方》)。

治足胫以上火丹。镜面草捣汁,服兼敷(时珍方)。

火灶丹毒,从两脚起,如火烧。五加皮根叶烧灰五两,取煅铁家槽中水和,涂之(杨氏《产乳》)。

丹石毒发,发热者。不得食热物,不用火为使。但着厚衣,暖卧。取油一匙含咽,戒怒二七日也。《枕中记》云:服丹石人,先宜以麻油一升,薤白三升切,纳油中,微火煎黑,去滓合酒。每服三合,百日气血充盛也。

火毒生疮。凡人冬月向火,火气入内,两股生疮,脓水淋漓。用黄柏末掺之,立愈(张杲《医说》)。(《本草单方·外科》)

二十三、《丹台玉案》

丹毒火症也,得于胎热,其母受胎之后,不忌胡椒姜蒜,煎熬炙爆,酒面之类,或感风热,或不节房事,皆能助火。火邪内攻,胎受其毒,而传气于儿,故小儿出胎之后,多有是症,近则五六日,或十日,或半月,远则弥月之后,或两三月。其症形不同,或颏下如樱桃突出,色赤而光,谓之赤瘤;或遍身红点如洒珠,谓之丹疹;或遍身红肿,热气如蒸,谓之火丹;或小腹䏶上阴囊等处,忽然红肿如霞,流行不定,谓之赤游丹。病名非一,总为丹毒。丹毒入腹,腹胀不饮乳者死。必于未入腹之时,急服退毒凉剂,外用小刀轻轻刺出恶血,犹有可生。其入腹者,无如一泻,间有泻而得生者,乃千百中之一也。诸丹毒,惟赤游丹为至危。善保婴者,若见小儿多啼、多哭、多乳,则遍视其身上,一有红色即急治之。苟看视不周,丹毒在身,而母犹未觉,及至觉时,已入腹矣,救之奚及。丹毒惟丝瘤不治,因久服热药迫热在胎,非药所能解也。

立方 解毒汤,治小儿一切肿硬焮赤,诸般丹毒,初起即服立愈。

黄芩、黄柏、黄连各一钱,甘草、连翘、天花粉、皂角刺各五分,竹叶十片。

不拘时呷之。

化毒饮,治火丹遍身红肿。

赤芍、当归、甘草、大黄各八分。

水煎不拘时服。

防犀饮,治丹疹遍身,如洒珠者。

防己三钱,朴硝、犀角、黄芩、黄芪、升麻各八分,淡竹叶十五片。

煎服。

消毒饮,治五种丹毒。

郁金、天花粉、干葛各一钱二分,甘草、赤芍各八分,灯心二十茎。

不拘时服。

慰毒散,多年胞衣化开,同金汁涂之,神效。

又方:绵羊脑子,同朴硝研贴患处,并治赤瘤神效,十种丹毒,三日不治,毒入肠胃,则不可救,治法录后。

一从头项起,肿用葱白研汁涂之;二从头上起红肿痛,用赤小豆末,鸡子清调搽;三从面起红肿,用灶心土,鸡子清调搽;四从背起赤点,用桑白皮为末,羊脂调搽;五从两臂起赤肿黄色,用柳叶烧灰水调涂;六从两胁起虚肿,用生铁屑和猪粪调搽;七从脐上起黄肿,用槟榔末,米醋调搽;八从两脚起赤肿,用乳香末,羊脂调搽;九从两脚有赤白点,用猪槽下土,麻油调涂;十从阴上起黄肿,用屋漏处土,羊脂调搽。(《丹台玉案·丹毒门》)

二十四、《喻选古方试验》

火盛生风,亦有兼脾胃气郁者。

老小火丹,黄芩末水调涂(《梅师方》)。

五色丹毒,苎根煮浓汁,日三浴之(《外台》)。

火丹赤肿遍身,大黄磨水频刷之(《急救方》)。

火丹足肿,镜面草捣汁内服,渣敷其上,治火丹之要药也(喻嘉言)。

风热丹青,浮萍捣汁,遍涂之(《子母秘录》)。

赤丹如疥,不治杀人,煎青羊脂摩之。数次愈(《集验》)。

发丹如瘤,生绵羊脑同朴硝研涂(《瑞竹堂方》)。

赤火丹毒。孙思邈曰：予昔因饮多，夜觉四体骨肉疼痛。至晚，头痛，额角有丹，如弹丸肿痛。至午通肿，目不能开，经日几毙。予思芸薹（即油菜）治风游丹毒，取叶捣敷，随手即消。亦可捣汁服，神效。（《喻选古方试验·丹毒》）

二十五、《外科大成》

丹毒者，为肌表忽然变赤，如丹涂之状也。《经》曰：少阴司天，客胜则丹疹外发，及为丹熛。然二症亦有红白干湿痒痛之殊，故用药则分表里补泻之异。如色赤而干，发热作痛者，为丹毒，属肝心之火，宜化斑解毒汤；色白而湿烂，流黄水，痒痛不时者，为风丹，属脾肺湿热，宜除湿胃苓汤；痒而搔之起块，成饼成片，皮色不变者，为冷膜，故天阴则剧，风中亦剧，晴暖则减，身暖则瘥，由风邪外袭，热郁于肌肤也，宜藿香正气散发之。外以枳壳煎汤浴之，忌用风药。

再如丹毒，由胃气虚极致令虚火游行于外者，又宜补以降之，用人参五钱，当归、白术各一钱五分，水煎服之。

又如女子十五岁而经脉未通者，多发丹疹，此由血有风热乘之也。治宜凉血，虚则补之，慎投风药。

化斑解毒汤 治二焦风热上攻，致生火丹，延及遍身而作痒痛。

玄参、知母、石膏、黄连、牛蒡子、人中黄、升麻、连翘各一钱，甘草五分。水二钟，淡竹叶二十片，煎八分服。

除湿胃苓汤治脾肺湿热，致生火丹，作烂疼痛者。

防风、苍术、白术、赤茯苓、陈皮、厚朴、猪苓、栀子、木通、泽泻、滑石各一钱，薄桂、甘草各三分。

水二钟，灯心二十根，煎八分服。

藿香正气散 治冷膜，由风寒外袭者。

藿香、白术、白芷、桔梗、紫苏、陈皮、半夏、大腹皮、茯苓、厚朴、甘草。

水二钟，生姜三片，红枣二个，煎八分服。

芸薹菜方 治丹毒。

芸薹菜子一两，黄酒一钟，和研，滤去渣，煎四五沸，温服之。

一杵芸薹菜叶敷之，干者为末，水调敷之。

柏叶散 治丹毒痒痛，并效。

侧柏(炒黄)、黄柏、大黄各五钱，赤豆三钱，蚯蚓粪(韭菜田内者佳)，五钱，轻粉三钱。为末，新汲水调敷。

一捣大蒜厚涂之，干则易之。(《外科大成·不分部位小疵》)

丹者，受毒于未形之先，发病于有生之后，由胎养失宜所致。预辨之法，小儿无故眼生厚眵，或眼胞红晕，微有气喘，夜则烦啼，此欲发丹之候也。急服蓝根等药，潜消其毒，已有赤肿者，即用芸薹等类，外锉其锋。然必兼吮砭洗贴等法治之，始获全效。

胎热丹毒：初发赤肿光亮，游走遍身者，由热毒之气极与血相搏而风乘之也，故又名之曰赤游风也。初宜升麻葛根汤表之，次用百解散、驱风散清之，甚者大连翘饮。如腹胀不乳，毒气入里也，紫雪散下之，外则吮之砭之，淋洗之，随用精猪肉片贴之，一时许，换药敷之，甚者日换二次。三日后身凉腹软，声清乳哺如常，砭处肉活者顺；反此者逆。

丹起于腹背，流入于四肢者顺；起于四肢，流入于腹背阴囊者逆。

胎惊丹毒：初则面生水豆，根脚微红，出没无定次，至颈项丹赤如珠，再次延及胸乳间者，由孕母受惊传袭于儿胎也。先用四圣散洗目，内服之药照前胎热。如微有痰喘作搐者，少加解惊药。

食滞丹毒：初发赤晕，行而缓慢，非若胎热之暴速者，此由食滞所致，治宜先消其食。食滞消而丹仍作者，用药与胎热药同。

吮法砭法：丹毒之法，急令人用甘草煎浓汁漱口净，随患处遍吮之，使毒各聚一处，淋洗之，敷贴之，自效。甚者吮毕，随行砭法。如赤晕走彻遍身，难以悉砭者，令人吮胸背四肢等数处而砭之，令微出血以泻其毒。血红者轻，紫者重，黑者死，或出白汁如珠亮，如水晶手黏起丝者重。砭毕，随以药水淋洗之，用精猪肉薄片贴之，一时许换药敷之，甚者日换敷二次。次日如肿未全消，再量行砭法，洗敷照前。第砭时不可刮尽其血，血尽则出黄水矣。若身弱者有不测之变，盖为血去而气不能独居也。

又儿生百日之内，不可砭之，以其肌肉不能任也。如患在头，令儿倒卧，头要低些，用铍针自下而上，偏针挑之出血，令毒从顶出，不行砭法，敷药同前。

丹名虽多,其源则一,总以上法施之,自验(砭法见首卷针砭门)。

凡治风丹,宜解毒托里,令微通利,使元气内护而排外邪,慎用硝黄等大下之剂。若夫发散太过,则表虚热,赤不退者,补中益气汤加防风、白芷;寒凉太过,则胃虚热,赤不退者,异功散加升麻、柴胡;或兼发搐者,四君子汤加升麻、当归、钩藤;如丹毒已解,发热作渴不食者,七味白术散。(《外科大成·小儿部》)

二十六、《冯氏锦囊秘录》

赤紫丹瘤,皆心火内郁而发。赤如丹砂,故名曰丹,因热毒客于皮肤,搏于气血,而风乘之,阴滞于阳,即发丹毒。热极生风,片刻之间,游走遍体,虚热则痒,实热则痛。自腹而达于四肢者,易治;自四肢而归于腹者,难疗。书虽有五色之分,十月之异,总不出血热,而属于心。心火内炽,客风外乘,风胜则庶物皆摇,故令游走殊速。名之丹者,以应心火而色赤也。色红者生,白者气虚挟痰,紫者毒盛,色青如苔者,死。赤者名赤游丹,热毒感之深也。其状赤肿,片片如胭脂涂染,或发于手足,或发于头面胸背,令儿躁闷腹胀,其热如火,痛不可忍,游走遍体,流行甚速,须急治之。若一入腹入肾,即不可救。白者名曰游风,感风湿之轻症也。其候流块作痒,壮热憎寒,鼻塞脑闷,咳嗽吐逆,其治之法,赤者清凉解毒,甚则砭去恶血,以药涂之。白者不过疏散渗湿而已。火灼疮者,先天之热毒也。火走空窍,故必于口鼻、眼目、阴囊、粪门之处,红点如痛,渐成红泡,逾日而穿,赤色无皮,如汤火煿炙之状,痛苦殊甚,睡卧不安,一二日间,周身能腐。若至囟门肿起,阴毒肿亮者不治。及一切丹毒入脏,脐突出浆,面颊紫浮,噫气不乳,手足拳禁,大小便绝,胸背血点,舌生黑疮,心胸紫肿者,皆为不治。然小儿脏腑娇嫩,凡一切丹毒,必先内服解毒,方可外敷,盖毒易入难出,肌肉受伤,其害轻,脏腑受伤,其害速耳。〔《冯氏锦囊秘录·外科大小合参·论丹毒(儿科)》〕

二十七、《幼幼集成》

《千金》曰:丹毒一名天火,皆风热恶毒所为,入腹则杀人。其证由心火炽盛,热与血搏,或起于手足,或发于头面胸背,游移上下,其热如火,赤如丹砂,形如锦纹,其痛非常。凡自胸腹而散于四肢者,易治;自四肢而入腹者,难治。

【按】丹毒虽曰风热,而有胎毒之发者,十之八九,小儿最多,方脉无此。

世有丹毒伤生而不知者,盖此毒每发于隐密①之处,倘父母不觉,遂致伤儿。大凡小儿头面四肢、胸背胁腋,忽有红晕一点,渐次散开,色如锦纹,外带黄色,即是火丹。速宜砭去恶血,内服沉濯丹,庶不致内攻作搐;倘医者不知针砭,妄用搽敷,逼毒入内,必致作搐而死。每见丹毒之祸儿者,比比矣。

集成沉濯丹　方见二卷胎病论。

磁锋砭法　法见四卷丹毒证治。(《幼幼集成·丹毒》)

小儿赤游丹毒,皆由心火内壅,热与血搏,或起于手足,或发于头面胸背,游移上下。其热如火,痛不可言,赤如丹砂,故名丹毒。凡自腹出四肢者易治,自四肢入腹者难治。治丹之法,先用辛凉解表,使毒渐消,方可搽敷;若先不解毒,遽用搽敷,必逼毒入腹,以致不救,小儿一岁以外者易治,未周岁者难治,治之得法,无论大小。予尝治百日内外火丹,从阴囊下起,按法治之,三日后阴囊蜕去一壳而愈。

小儿十种丹毒,如三日不治,攻入肠胃则不救。宜逐一辨认,依方治之,百不失一。

凡治丹毒,俱宜先服防风升麻汤,以解毒发表。次用磁锋针去其血,则毒随血散。至神至捷,百发百中。

防风升麻汤　总治十种丹毒。

北防风、绿升麻、黑栀仁、大麦冬、荆芥穗、淮木通、粉干葛、南薄荷、润玄参、牛蒡子(以上各一钱),粉甘草五分。灯心十茎,水煎,热服。便闭,加大黄利之。

瓷针砭法用上清瓷器,轻轻敲破,取其锋锐者一枚,将箸头劈破,横夹瓷针,露锋于外,将线扎紧,以瓷锋正对丹毒之处,另以箸一条,于瓷锋箸上轻轻敲之,其血自出,多刺更妙。毒血出尽,立时见功。

治丹若不砭去恶血,专用搽敷,十不救一。(《幼幼集成·丹毒证治》)

二十八、《疡科心得集》

抱头火丹毒者,亦中于天行热毒而发,较大头瘟证为稍轻。初起身发寒

---

① 密:当作"秘"。

热,口渴舌干,脉洪数,头面焮赤有晕。治以犀角地黄汤,或羚羊、地丁、银花、黄芩、山栀、石斛、元参、丹皮、知母、连翘之属。若舌腻有白苔者,宜黄连解毒汤;外以如意金黄散,蜜水调涂即愈。此证不传染。(《疡科心得集·辨大头瘟抱头火丹毒论》)

二十九、《类证治裁》

〔丹毒〕

千金朴硝煎 朴硝一斤,芒硝八两,石膏二两,寒水石四两。

先将二硝入汤中搅令消化,以纸封一宿,取清,纳铜器中,另捣二石碎如豆粒,以绢袋盛之,入汁中,以微火煎至沫起,以箸投之,着箸如雪凝白,即倾泻盆中,待凝,取出日干。如积热成闷不已者,以方寸匕,白蜜一合,和冷水五合,搅和令消,顿服。日二次,热定即止。(《类证治裁·火症论治》)

三十、《外科直指》

治赤游风、丹毒。用甘菊花、防风、白芷、赤芍药、绿豆、金银花、半枝莲各等分,水煎服,须用磁锋砭去恶血为妙。(《外科直指》)

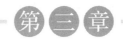

第三章

外 治 针 砭

大氏方：治风疹丹毒。用大青捣烂，罨之即散。先以磁锋砭去恶血。（《本草汇言·草部》）

治小儿丹毒赤肿。以山豆根水磨，擦患处。（《本草汇言·草部》）

（《经验方》）治小儿丹毒，皮肤热赤。用凝水石五钱，水调和猪胆汁，涂之。（《本草汇言·石部》）

气寒，味甘，无毒。主丹毒，烦热风疹，药石发动，热气奔豚。生研绞汁服，亦煮食。消肿下气。压热解石，用之勿去皮，令人小壅，绿豆气寒，禀天冬寒之水气，入足少阴肾经，味甘无毒，得地中正之土味，入足太阴脾经，气味降多于升，阴也。丹毒烦热风疹，皆属心火。绿豆入肾，气寒足以清心火，味甘可以解热毒，所以主之也。丹石之药性热，多服则热毒发动。其主之者，甘寒能解热毒也。奔豚者心病也。治背痈等证及小儿丹毒肿赤，游走不定。用细瓷器打碎，取有锋铓者一块，以竹箸劈开头寸许，夹住瓷锋，用线扎定，以两指轻撮箸梢，将锋铓对患处悬寸许，再用箸击之，铓刺其毒，血出自愈。若如是而痓者，不可怠缓。不然毒入心胞，多致不救。按心属火，毒亦火，同气相求，故独攻心。（《简明医彀·砭法》）

其主之者，寒可清火，甘可缓突也。热胜则肿，气寒清热，所以消肿。火性炎上，气热则炎上，气寒清热，所以下气。气寒所以压热，味甘所以解石毒也。皮性寒，故用之不可去皮，去皮令人小壅者，甘故也。

制方：绿豆同赤豆、黑豆，醋调敷痘痈，同大黄、薄荷，涂丹毒。（《本草经解·谷菜部》）

砭赤游丹也。丹毒赤肿，先以水漱口，吮恶血各聚一处，用细瓷一片击

丹
毒

碎，取锋芒者，将箸头劈破夹定，以线缚之，左手二指捻定，右手另取一箸，将锋芒对恶血处，轻轻击破，血出后，以玉红膏封之。如小儿生在百日内者，忌用，患在头者，亦忌用（《医宗金鉴》）。（《厘正按摩要术·立法》）

陈飞霞曰：小儿赤游丹毒，皆由心火内壅，热与血搏，或起于手足，或发于头面胸背，游移上下，其热如火，痛不可言，赤如丹砂，故名丹毒。自腹出四肢易治，自四肢入腹难治。治丹之法，用辛凉解表，使毒渐消，方可搽敷。若先不解表，遽用搽敷，必逼毒入腹，以致不救。小儿一岁外者易治，未周岁者难治。然治之得法，无论大小。予尝治百日内外火丹，从阴囊下起，按法治之，三日后阴囊去一壳而愈。

小儿十种丹毒，如三日不治，攻入肠胃则不救。宜逐一辨认，依方治之，百不一失。凡治丹毒，俱宜先服防风升麻汤，以解毒发表，次用瓷锋针去其血，则毒随血而散，至神至捷，百发百中。

防风升麻汤 治十种丹毒用。

防风一钱，升麻五分，栀仁一钱，麦冬一钱，荆芥穗一钱，木通一钱，干葛一钱，薄荷一钱，玄参一钱，牛蒡子一钱，粉甘草一钱。

便闭加大黄利之。灯心十茎，水煎热服。

瓷针砭法 用上清瓷器，轻轻敲破，取其锋锐者一枚，将箸头劈破，横夹瓷针，露锋于外，将线扎紧，以瓷锋正对丹毒之处，另以箸一条，于瓷箸上轻轻敲之，其血自出，多刺更妙。毒血出尽，立时见功。治丹若不砭去恶血，十不救一。

十种丹证 一飞灶丹。从头顶肿起，然后散开，先用葱白捣取自然汁，涂之效。二走灶丹。从头顶起，红肿异常，用红豆饭研末，鸡蛋清调涂。三鬼火丹。从面部红肿起，用灶心土研末，鸡蛋清调涂。四天火丹。从背上起赤点，用桑白皮切碎，焙干为末，米醋调涂。五天灶丹。从两臂赤肿黄色起，用柳木烧炭研末，净水调涂。六水丹。先从两胁起赤肿，用多年锈铁磨浓汁，猪油调涂。七葫芦丹。先从脐下起红肿，用尖槟榔切碎，焙干研末，米醋调涂。八野火丹。先从两脚起红肿，用乳香去油研末，羊油调涂。九烟火丹。从脚背上起红肿，用猪槽下土研末、麻油调涂。十胡漏丹。从阴囊下起红肿，用门槛之下千脚土，羊油调涂。更有胎毒重者，遍体皆是，速用芸薹子（即油菜子）一两,酒一大壶和研滤去渣,取酒复热数沸,不拘时,温服二盏。又方芸薹,即油菜,取叶捣烂敷之,随手即消。如无鲜菜,干者为未调敷。凡丹毒遍身,或连腰周,百方不能治者,惟此最神。(《推拿抉微·治疗法·丹毒证治》)

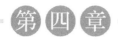

本草单方

一、《名医别录》

苎根 寒,主治小儿赤丹。其渍苎汁治渴。根,安胎,贴热丹毒肿有效。沤苎汁,主消渴也。(《名医别录·下品》)

二、《新修本草》

积雪草 味苦,寒,无毒。主大热,恶疮,痈疽,浸淫赤熛,皮肤赤,身热。生荆州川谷。方药亦不用,想此草当寒冷尔。

【谨案】此草,叶圆如钱大,茎细劲,蔓延生溪涧侧。捣敷热肿丹毒,不入药用。荆楚人以叶如钱,谓为地钱草,《徐仪药图》名连钱草,生处亦稀。(《新修本草》卷第九)

三、《证类本草》

芒硝 《梅师方》:治火丹毒,水调芒硝涂之。(《证类本草》卷第三)

伏龙肝 《简要济众》:治小儿丹毒从脐中起方。伏龙肝是年深灶下黄土,研为末,以屋漏水和如糊,敷患处,干即再敷,以瘥为度,用新汲水调亦得。(《证类本草》卷第五)

仙人草 当丹毒入腹必危,可预饮冷药以防之,兼用此草洗疮。

陈思岌 味辛,平,无毒。主解诸药毒,热毒,丹毒痈肿,天行壮热,喉痹,蛊毒,除风血,补益。以上并煮服之,亦磨敷疮上,亦浸酒。出岭南。一名千金藤,一名石黄香。今江东又有千金藤,一名鸟虎藤,与陈思岌所主,颇有异同,终非一物也。陈思岌蔓生,如小豆,根及叶辛香也。

郎耶草 味苦,平,无毒。主赤白久痢,小儿大腹痞满,丹毒,寒热。取根、茎煮服之。生山泽间,三四尺,叶作雁齿,如鬼针苗。(《证类本草》卷第六)

离鬲草　味辛,寒,有小毒。主瘰疬丹毒,小儿无辜寒热,大腹痞满,痰饮膈上热。生研绞汁服一合,当吐出胸膈间宿物。(《证类本草》卷第八)

蛇含　《古今录验方》:治赤疹。用蛇衔草,捣令极烂,敷之瘥。赤疹者,由冷湿搏于肌中,甚即为热,乃成赤疹。得天热则剧,冷则减是也。古今诸丹毒疮肿方通用之。(《证类本草》卷第十)

鸭跖草　味苦,大寒,无毒。主寒热瘴疟,痰饮疔肿,肉症涩滞,小儿丹毒,发热狂痫,大腹痞满,身面气肿,热痢,蛇犬咬,痈疽等毒。(《证类本草》卷第十一)

诸血　味甘,平。主补人身血不足。或因患血枯,皮上肤起,面无颜色者,皆不足也。并生饮之。又解诸药毒、菌毒,止渴,除丹毒,去烦热,食筋令人多力。(《证类本草》卷第十八)

丹雄鸡　臣禹锡等谨按日华子云:白雄鸡调中,除邪,利小便,去丹毒。

今按陈藏器本草云:蜂子,主丹毒,风疹,腹内留热,大小便涩,去浮血,妇人带下,下乳汁,此即蜜房中白如蛹者。

今按陈藏器本草云:牡蛎捣为粉。粉身,主大人、小儿盗汗;和麻黄根、蛇床子、干姜为粉,去阴汗。肉煮食,主虚损,妇人血气,调中,解丹毒。肉于姜、醋中生食之,主丹毒,酒后烦热,止渴。(《证类本草》卷第十九)

胅　鲫鱼胅,主肠澼,水谷不调,下利,小儿、大人丹毒,风眩。(《证类本草》卷第二十)

蜡　味咸,无毒。主生气及妇人劳损,积血带下,小儿风疾,丹毒。(《证类本草》卷第二十二)

豉　姚和众治小儿丹毒,破作疮,黄水出。焦炒豉令烟绝,为末,油调敷之。

绿豆　味甘,寒,无毒。主丹毒,烦热,风疹,药石发动,热气奔豚,生研绞汁服。亦煮食,消肿,下气,压热,解石。(《证类本草》卷第二十五)

水甘草　生筠州。味甘,无毒。治小儿风热丹毒疮,与甘草同煎,饮服。春生苗,茎青色,叶如杨柳,多生水际,无花。七月、八月采。彼土人多单使,不入众药。

剪刀草　土人烂捣其茎、叶如泥,涂敷诸恶疮肿,及小儿游瘤丹毒,以冷水调此草膏,化如糊,以鸡羽扫上,肿便消退,其效殊佳。(《证类本草》卷第三十)

四、《滇南本草》

马齿苋　治小儿丹毒,用马齿苋捣汁饮,渣涂之。(《滇南本草》第二卷)

金刚杵　主治一切丹毒、单腹胀、水气、血肿之症。烧灰为末,用冷水送下,一次可消,不可多服。若生用,性同大黄、芒硝之烈。欲止其毒,双手放在冷水内即解也。民族地区呼为冷水金丹。用者须审虚实,慎之!(《滇南本草》第三卷)

五、《本草蒙筌》

甘蕉根　味甘,气大寒。无毒。捣烂敷,去小儿赤游丹毒、大人发背痈疽、风疹头疮,神功立应。

景天　味苦、酸,气平。无毒,一云有小毒。人家园亭,多以盆植。茎叶坚厚,随插随生。俗名挂壁青,谓无土养不瘁。又名慎火草,因治火疮立差。煎汤浴小儿热刺痱疮,捣烂敷小儿赤游丹毒。(《本草蒙筌·草部中》)

六、《本草纲目》

丹毒(火盛生风,亦有兼脾胃气郁者)

【内解】〔草部〕连翘、防风、薄荷、荆芥、大青、黄连、升麻、甘草、知母、防己、牛蒡子、赤芍药、金银花、生地黄、牡丹皮、麻黄、射干、大黄、漏芦、红内硝、萹蓄(汁服)、积雪草(捣汁服)、水甘草(同甘草,煎服)、攀倒甑(同甘草,煎服)、旋花根(汁服)、丹参。〔菜木〕马齿苋(汁服)、芸薹汁(服,并敷)、青布汁、栀子、黄柏、青木香、鸡舌香、桂心、枳壳、茯苓、竹沥。〔金石〕生铁(烧,淬水服)、生银(磨水服)、土朱(蜜调服。同青黛、滑石、荆芥末,并敷之)。〔介部〕牡蛎肉。〔禽兽〕鹜肉、白雄鸡(并食)、犀角、羖羊角、猪屎汁、黄龙汤(五色丹毒,饮二合,并涂)。

【外涂】〔草部〕黄芩、苦芙、马兰、白芷(葱汁调,亦煎浴)、水苔、水萍(并涂)、景天、蒴藋、蛇衔、生苎、水藻、牛膝(同甘草)、伏龙肝、蓖麻子、大黄(磨水)、蓝叶、淀汁、芭蕉根(汁)、蓼叶灰、栝蒌(醋调)、老鸦眼睛草(醋同捣)、仙人草、五叶藤、赤薜荔、排风藤、木鳖仁(调醋)、萝摩草、虎刺根叶(汁)、青黛(同土朱)、五味子、茌子、红花苗(并涂敷)、苎根、赤地利、白及、白蔹。〔谷菜〕赤小豆(洗浴,及敷之)、绿豆(同大黄)、豆叶、大麻子、大豆(煮汁)、麻油荞面(醋和)、黄米粉(鸡子和)、豉(炒焦)、糯米粉(盐和)、菘菜、芸薹、大蒜、胡荽、干姜(蜜和)、鸡肠草、葱白(汁)、马齿苋。〔果木〕李根(研油,田中流水调)、桃仁、慈姑叶(涂)、槟榔(醋调)、枣根(洗)、栗树皮及梂(浴)、荷叶(涂)、栀子末(水和)、榆白皮(鸡子白和涂,煎沐)、棘根(洗)、五加皮(洗,和铁槽水涂)、柳木(洗敷)、柳叶(洗)、乳香(羊脂调)、桐树皮、楸木皮。〔服器〕草鞋灰(和人乳、发灰调)、蒲席灰、甑带灰。〔水土〕磨刀水、白垩土(同寒水石涂)、燕窠土、蜂窠土、蚯蚓泥、猪槽下泥、檐溜下泥、釜下土(和屋漏水)、伏龙肝、白瓷末(猪脂和)、屋尘(猪脂和)、瓷瓯中白灰(醋磨)。〔金石〕锻铁精(猪脂和涂)、铁锈(磨水)、胡粉(唾和)、银朱(鸡子白和)、无名异(葱汁调)、石灰(醋调)、阳起石(煅研,水调)、土朱(同青黛、滑石)、寒水石(同白土敷)、芒硝(水和)、白矾(油和)。〔虫鳞〕蜜(和干姜末)、蚯蚓(同生姜,捣涂)、露蜂房(煎汁,调芒硝)、白僵蚕(和慎火草敷)、烂死蚕(敷)、蛴螬(末敷)、水蛭(啮)、黄蜂子、鲫鱼(合小豆捣涂)、鲤鱼血、海蛇、鳝鱼、螺蛳、虾。〔禽兽〕鸡血、雉尾灰、猪肉(贴)、青羊脂(频摩即消)、绵羊脑(同朴硝涂)、酪(入盐)、羚羊角灰(鸡子白调)、鹿角末(猪脂调)、牛屎(涂,干即易)、猪屎(烧涂)、发灰(和伏龙肝,猪膏涂之)。(《本草纲目·百病主治药》)

七、《神农本草经疏》

凝水石 《经验方》:小儿丹毒,皮肤热赤。寒水石半两,白土一分,为

末,米醋调涂之。(《神农本草经疏•玉石部中品》)

草犀根 味辛,平,无毒。主解诸药毒。岭南及睦婺间如中毒草,此药及千金藤并解之。亦主蛊毒、溪毒、恶刺、虎狼虫虺等毒,天行疟瘴寒热、咳嗽痰壅,飞尸,喉闭,疮肿,小儿寒热丹毒,中恶痊忤,痢血等,并煮汁服之。其功用如犀,故名草犀,解毒为最。(《神农本草经疏•草部上品之上》)

牛黄 同犀角、生地黄、牡丹皮、竹叶、麦门冬,治小儿五色丹毒。(《神农本草经疏•兽部上品》)

八、《本草汇言》

地衣草 味苦,气寒,微有毒。

《日华》:地衣草解火毒丹毒之药也。主身面丹肿,中恶心痛,以男人身上汗垢为丸,服七粒,白汤送立解。〔《本草汇言•草部(苔草类)》〕

九、《本经逢原》

景天 一名慎火草,俗名火丹草。苦寒,无毒。《本经》主大热火疮,身热诸邪恶气。

发明:慎火草性能凉血解毒,故《本经》治大热火疮。《日华》治热狂赤眼,头痛,寒热游风,女子带下。《千金》慎火散以之为君,专主血热崩中带下之病,捣汁涂。小儿丹毒发热及游风热疮,外用并效。一切病得之寒湿,恶寒喜热者勿投。(《本经逢原•石草部》)

慈姑 叶治小儿游风、丹毒,捣烂涂之即消。(《本经逢原•水果部》)

十、《本草从新》

海蛇 泻消积血。咸平。治妇人劳损积血带下,小儿风疾,丹毒,汤火伤(刘敬叔《异苑》云:疗河鱼之疾)。(《本草从新•虫鱼鳞介部》)

十一、《得配本草》

芒硝 得水调,涂火焰丹毒。(《得配本草·石部》)

番木鳖 苦,寒,消痞块,散乳痈,治喉痹,涂丹毒。(《得配本草·草部》)

海蜇 咸,寒。主妇人生产,劳损血凝,小儿火瘰丹毒。(《得配本草·鳞部》)

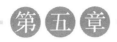

养 生 食 疗

鲤鱼 鱼血主小儿丹毒,涂之即瘥。(《食疗本草》卷中)

绿豆 味甘寒,无毒。主丹毒,风疹,烦热,和五脏,行经脉。(《饮膳正要·米谷品》)

芸薹 味辛,温,无毒。主风热,丹毒,乳痈。(《饮膳正要·菜品》)

鱼类 水母味咸,无毒。主生气,妇人劳损,血带,小儿风疾,丹毒。(《食物本草》卷下)

鲫鱼脍,主肠癖,水谷不调,下利,小儿大人丹毒,风疹。

油菜 其用长于行血破气,如产后一切气痛血痛,并诸游风丹毒,热肿疮痔等症,其咸用之。(《本草求真·食物》)

谷食类 荍麦(亦作荞,俗名乌麦)甘温,罗面煮食,开胃宽肠,益气力,御风寒,炼滓秽,磨积滞,与芦菔同食良。以性有微毒,而发痼疾,芦菔能制之也。而易长易收,尤为救荒极品,各处皆宜广种为是。另有一种味苦者,虽不堪食,亦可济荒。

小儿丹毒、热疮,荍麦面,醋调涂。白浊白带,脾积久泻,休息痢,并宜食此面。

赤豆甘平。补心脾,行水消肿,化毒排脓。多食耗液。蛇咬者百日内忌之。以紧小而赤黯色者入药,其稍大而鲜红淡红色者,止为食用,故本草以赤小豆名之。后人以广产木本、半红半黑之相思子,亦有红豆之名,遂致误用。亦犹黑大豆,有紧小为雄一言,而昧者讹为马料豆也。

丹毒如火,赤小豆末,鸡子清稀调涂之。

调和类 小儿丹毒、汤火灼伤，生麻油涂浸，并饮之。

蔬食类 游风丹毒，妇人乳吹，并以油菜捣敷。兼可煎洗诸疮。

鳞介类 海蜇（一名樗蒲鱼，即水母也），咸平。清热消痰，行痰化积，杀虫止痛，开胃润肠。治哮喘、疳黄、癥瘕、泻痢、崩中、带浊、丹毒、颠痫、痞胀、脚气等病。诸无所忌。陈久愈佳。

虾，甘温，微毒。通督壮阳，吐风痰，下乳汁，补胃气，拓痘疮，消癥瘕，傅丹毒。多食发风动疾，生食尤甚。病人忌之。

蛎黄，甘平。补五脏，调中，解丹毒，析酲止渴，活血充肌。味极鲜腴，海错珍品。周亮工比为太真乳。壳名牡蛎，入药。（《随息居饮食谱》）

丹 · 毒

丹毒历代名家经验

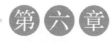

第六章 近现代名医医论医话

一、俞慎初

论丹毒之中医疗法

1. **名称** 中名大头瘟，西名丹毒，瘙症，又名血蛇。

2. **原因** 此症亦属急性传染病之一，以春季为最流行之期，无论何处，均可发生，其致病者为一种链球状之原菌，该菌常寄生于患者卧室之床榻被褥，以及一切用具，而于时令不适，卫生不善，尤易患之。

3. **症状** 其潜伏期二三日，或延至六七日之久，初起恶寒，继则发热，温度有升至四十(摄氏)度以上，旋即颜面、耳前、鼻旁、唇部，均呈水肿状，甚至头颅全部，蔓延肿胀，眼睑闭合，灼热疼痛，皮色红紫光滑发泡，重则神昏谵语，壮热烦渴，有时亦延至口咽之黏膜而赤肿，间或传及喉咙，便秘，溲短，或有呕吐，其炎之蔓延至头及胸者，此所谓迁移性丹毒症也。

4. **病理** 此病患处系为纯炎性水肿，其链球状之原菌，常寄生于淋巴管周围之微隙处，症重而蔓延广者，易酿成脓。

若及肺脾肾梗塞，或至成全身血中毒，而并发下列之症象者，即为危候(如脑膜炎、肺炎、恶性心内膜炎、脓心包炎、胸膜炎、急性肾炎等)。

5. **诊断** 此症诊断不难，因温度骤升，胀肿迅速，脉象浮数，舌苔厚腻，若至谵语，脉弱，舌干者，多因血中毒而至死亡。

6. **中医疗法** 内服普济消毒饮[黄芩(酒炒)、黄连(酒炒)各一钱，元参、甘草、桔梗、柴胡、陈皮各二钱，牛蒡子(炒研)、板蓝根、马勃、连翘、薄荷各一钱，僵蚕、升麻各七分，为末服，或蜜丸噙化]。头面肿甚，宜服青盂汤[鲜荷叶一个，用周遭边浮水者良，生石膏一两捣细，羚羊角二钱，知母六钱，蝉退三钱(去足、土)，僵蚕二钱，蚤休(切片)四钱，甘草钱半]。(《国医砥柱月刊》1937年5月)

二、李燿常

论婴儿丹毒症其病原若何其治法若何 尝考《史记》扁鹊入咸阳，闻秦

人爱小儿，即为小儿医，随俗为变。及读《千金方》婴孺序列，谓小儿病与大人不殊，然后知欲究婴儿之病原，欲定婴儿之治法，亦不外以六经钤百病耳。即以丹毒论，亦何莫不然？据《千金方》丹毒证，以小儿丹附于其内。论曰：丹毒，一名天火，谓肉中忽有赤如丹涂之色。大者如手掌，甚者遍身，有瘘有肿，其名以天火者，即《内经》所谓南方生热，热生火，火生苦，苦生心，心生血之义。故在天为热，在色为赤，若形于外而为丹毒。是天君之火即亢，血热所由郁逆而熏蒸。考其审治处方，实不越《内经》热者寒之、结者散之、留者攻之之法。试举《千金》一漏芦汤以发凡起例：其方内用麻黄、连翘，一如治太阳病之瘀热在里，其方兼用硝黄、枳实。又如治温热之发自少阴，合表里而两解之。岂区区分别儿科学、外科学以为治者？惟其治婴孺丹毒诸方，皆列入痈疽门。故后人未明其分经治病之法耳。于是王肯堂著《幼科准绳》，丹毒编入于疮疡；朱济川采《慈幼心传》，丹毒附入于痘疹；至《医宗金鉴》婴儿赤游丹毒，亦载在《外科心法》焉。更无怪《幼科释迷》《幼幼集成》诸书。徒立丹毒一门而无甚发明矣。其搜罗最富者，以王念西载《圣惠方》及巢氏、薛氏、曾氏、戴氏数十种丹毒症治外，并列《颅囟经》二十二种丹症。《本事方》十种丹瘤，其中调涂之法、汤散之剂，彼以为详且备矣。不知其支离破碎，均非探源而论者。何则？试更以《千金方》律之。其治小儿丹肿而亦名麻黄汤也，必比例太阳病面色缘缘正赤，阳气怫郁在表之意，即由麻杏甘石汤变之通之矣；其治丹毒大赤肿、身壮热而用百治不折方也，必比例阳明病面合赤色当增津液之意，故取白虎汤而加以犀羚葛汁蓝青之属矣；其治小儿恶毒丹而用麻黄升麻汤也，方内变用葛根、射干、鸡舌香，而君以石膏、甘草，必比例厥阴误下、热迫于上之旨矣；其尤奇者，用从者反治之法，治小儿丹胗入腹而用泽兰汤也，方内即麻黄附子细辛汤，而以川芎、泽兰、藁本易麻黄，必比例少阴病发热脉沉之旨，又可断言矣。可知先贤立法，不悖六经，后至《孔氏家传》，直以小柴胡汤治五色丹，并谓如法煎服，以滓傅丹上良者，是必据其寒热往来，俾少阳之枢机，得以转运，而丹毒自痊也明矣。盖足太阳之脉，上额交巅，足阳明之脉至额头，足少阳之脉抵头角，则头顶之病原可辨也。如丹毒之起于胸腹也，盖手太阴之脉，布胸贯膈；足太阴之脉，入腹属脾；手少阴之脉，下膈上肺。足少阴之脉，上腹注胸。手厥阴之脉起胸中，足厥阴之脉抵小腹，则胸腹之病原可辨也。如丹毒

丹毒

之起于四肢也，盖三阴经行肘内，三阳经行肘外，少阴抵掌中，太阳循手外，太阳行外踝，少阴循内踝之类，则四肢之病原可辨也。分经以探其原，即可循经以施其治。其大旨则当遵《内经》"诸痛痒疮，皆属于心"之说。知心本恶热，心为火逼，则不能化血以养火。故丹毒或血凝气滞而痛，或血虚生热而痒。治之者宜主以清火涤热之方，而兼以分部引经之药。此丹毒之治法了然矣。又何必巧立名目曰龟额丹、龟尾丹、鬼火丹、胡火丹诸名词，以惑人耳目哉？虽然，犹不能无疑者，夫丹毒何以婴儿为最多？又何以婴儿为易染？前人每谓婴儿肌肤柔弱，而兼有胎毒、乳食、惊吓之由，不为无见。然知其当然，究未知其所以然也。无已，请证以西说。西医论初生儿之血液，其赤血球之数，远逾成人之上。故其血液灌溉全体之表面，均呈赤色。至其发为猩红热，即中医所谓丹毒也。盖猩红热之发疹稠密，严密排挤，占居于苍白赤色之基础上，因之婴儿之皮肤，外观如大理石状。其发热较速于麻疹及天然痘，其体温多一日升腾至三十九、四十（摄氏）度，故丹为火色。据化学家言谓，凡红色多养①气，养气能燃，实与《千金方》名天火之义，适相符合。至有发为白丹者，中医诊断，每以血挟风冷之气，而不知血有红白二轮。则白丹亦未必尽关乎风也，其说完矣。至西医行冷罨法，即《千金》升麻榻汤方，以冷汁榻丹上，以极冷之藻菜傅丹上之法。其法虽殊，其理岂非一致哉？然究之血得寒则涩而不行，毒转凝而不化。较不如以猪脂、羊脂调桑白皮末法，尤为无弊也。又更以解剖之学证之，谓猩红热病，初即死之尸体。常见有黑暗流动性之血液，膈膜充血，肝肾起润浊性及颗粒状变化。其实即《内经》血络论，谓阳气畜积，久留不泻，其血黑以浊之说矣。故前人谓丹毒自腹生出四肢者易治，自四肢生入腹者难疗。亦谓恐营血瘀积，入于肝肾，而不可救药耳。《金匮》治浸淫疮从口起流向四肢者，以黄连粉主之，亦不外苦寒泻心火之法，其旨非可会而通哉？乃或者曰，《金匮》阳毒为病，面赤斑斑如锦纹，主以升麻鳖甲汤，其方即可比例以治丹毒者。不知阳毒之病，是由外感病气而凝咽喉；丹毒之病，是由内壅热血而透肤表。其病原既殊，其治法则迥异矣。凡治症以六经钤百病则可。谓《伤寒》《金匮》之方，概可以治百病焉，则食古而不化者也。中医之有志进化者，慎勿河汉斯言也，可乎？（《中医杂志》1926 年 9 月）

---

① 养：即"氧"。

三、汝吉

论丹毒 丹毒病,普通都称火疮,它的病原,为一种连锁状球菌,但与化脓性连锁状球菌,略有不同之点,一则常常在皮肤淋巴道内增殖,一则大多在组织实质里面发现,中医称丹毒的病因,为火毒,或热毒,实则其所谓火与热,均指发炎而言,毒就是病菌。

丹毒的病菌,多从皮毛的创伤侵入,创伤无论大小深浅,都能传染,或为单纯的丹毒病菌,更有和他种病菌同时侵入,混合传染的,还有冻伤火烫及瘭疽后,续发的也不在少数,疡科书中称其为营卫亏损,火旺浮越而致,发背搭手及脑疽,至脓溃腐脱后,新肉既满,而口不饮,有忽发流火者,其人憎寒壮热,甚至神识昏迷,疮口四边红赤,延开四布,这就是指续发性丹毒。

1. **红斑性丹毒** 是丹毒中最普遍的一种,初起在皮毛上发著明的潮红,像蔷薇色,渐渐向四边周围扩大开来,患部的皮肤,与其四边好皮肤,有很分明的界别,且比较高起,同时感觉火辣辣的灼热,略有疼痛,试用手按之,红色暂时地减退,放手后仍复原状,形式和蔓延的快慢,很不一致,临床上大概可分下述几种。

2. **游走性丹毒** 大都发于小孩,实为由于老式稳婆不注意消毒,丹毒病菌,由创伤侵入,旧称胎火或胎毒,殊不尽然。病势进行得很快,好像火烧纸片,也有蔓延得很慢的,隔一尽夜,只有三四分的扩大,消退也有迅速,有的经四五日,炎症已经褪去,到第六天,上皮脱屑而全治,也有隔六七天,仍没变动。游走性丹毒,即中医所称之赤游丹,赤游丹毒,形如云片,上起风粟,作痒而痛,或发于手足,或发于头面胸背,游走遍体,令儿躁闷,腹胀发热,流行甚远,自腹而流于四肢者易治,自四肢而归于腹者难疗,若见腹硬脐突,面颊紫浮,大小便绝,皆为不治,此说可资佐证。

3. **眼睑丹毒** 简称眼丹,因皮下组织粗松,浆液多量渗出,所以呈强度的浮肿。

4. **水疱性丹毒** 每于表皮下面蓄积水液,形成水疱,初为清澄透明的液体,后则干燥成琥珀色的痂,是即中医所称之白游风,浸淫发疱,流块作痒,大小不等,津水作烂,寻常所谓缠腰蛇丹、蚂蚁丹、蜘蛛丹等,都属于此类,方书称其由衣沾蜘蛛遗尿,或虫蚁游走,染毒而生,形如水窠疮相似,淡红作痒且痛,五七个成簇,日渐沿开,甚亦使人恶寒发热云云。

5. 脓疱性丹毒 呈脓样而不透明,更感掣痛,此种丹毒,往往混有化脓病菌,在暑天小儿最易犯之,俗所谓蛇丹的就是。

6. 坏疽性丹毒 就是流火,都发生于腿上,初起形成水疱,溃穿后流出血液和浆液,皮肤及组织都坏死,呈暗褐色的疮面,很难治愈。

发在头部或颜面的丹毒,先觉得焮灼和刺痛,皮肤起鲜红光亮,紧张疼痛,倘若蔓延到全部颜面,眼睑都不能开张,耳朵也肥厚肿大,嘴唇撅起,鼻部肥大,好像猪头,此种重症,每发生神识昏乱谵语等脑症状,也有续发肺炎症而死亡的。

按此种丹毒,中医别为两种,重者叫大头瘟,轻者名抱头火丹,《疡科心得集》云,大头瘟者,系天行邪热疫毒之气,而感之于人也,一名时毒,一名疫毒,其候发于鼻面耳项,咽喉赤肿无头,初起状如伤寒,令人憎寒发热,头疼肢体甚痛,恍惚不宁,咽喉闭塞,五七日乃能杀人,若至十日之外,则不治自愈矣。又云,凡病若五日以前,精神昏乱,咽喉闭塞,语言不出,汤水难入者,必死之候,治之无功矣。抱头火丹者,亦中于天行热毒而发,较大头瘟症为稍轻,初起身发寒热,口渴舌干,脉洪数,头面肿赤是也。

丹毒病的全身证候,起始就怕冷寒战,体温上升,且与局部的症状相应,轻病只有微热或全不发热,重症因细菌的产物,不时侵入血中,热度较高而不退,此外边兼有头痛口渴、呼吸急促、恶心呕吐、脉搏频数等症象。

丹毒病的预后:因发生的部位、发症的种类、炎症的强弱、蔓延的大小、年龄和体质、热度的高下,所以其结果的好坏,很不一致,重症因细菌产物入血起中毒,多陷于死亡。轻症经过良好的,即能体温下降,皮肤的肿胀消褪,局部的红色及灼热消失,最后落屑而治愈。

中药疗法:火丹之轻者,可与以清营解毒,如生地、银花、地丁、赤芍、丹皮、绿豆衣、碧玉散、黑栀、侧柏、花粉之类,便秘者佐以大青、泻叶,重症须进犀角地黄汤,白游风加渗湿之剂。如苡仁、赤苓、黄芩、木通,眼丹佐以滁菊、决明、夏枯草。

大头瘟,最宜普济消毒饮,去升麻、柴胡,更重用板蓝根,下肢流火,服以龙胆泻肝汤,外敷均以如意金黄散为最佳。(《国医导报》1939 年 11 月)

四、吴陶然

论丹毒治验　小女晓恒八岁时，患发热呕吐之症，愈后一二日，复感发热、呕吐、口渴。余即投以葛根芩连汤，加半夏、竹茹、花粉，势虽稍减，而足呼痛，视之踝骨上有银元大之红块，形似丹毒。余曾见西医以百浪多息治丹毒奇效，乃请西医诊视，据云形似丹毒，须停止药物，观其蔓延与否以为决断。因乃停药，是夜热续升逾四十（摄氏）度，口渴异常，饮水即吐，吐后索饮，如是终夜不休，翌日红块扩大，复延前医诊视，经确定为丹毒，乃注射百浪多息，并兼服镇吐、退热、强心之剂。据云三针可愈，每日注射。三针毕，热势未衰，红块扩大如掌。又云十针可愈，七日注射后，热势依然盘旋于三十九至四十（摄氏）度间，而红块蔓延至膝矣。疑系蜂窠性丹毒，所以经过缠绵，因将患处药膏洗去诊查，红胀处均起水疱，乃谓并非蜂窝性丹毒，但须丹毒血清，方能奏效。而当时北碚缺货，遍购不得，乃着人赴渝购买，不料于洗涤患处时，重受新感，又见高热、寒战、咳嗽等症，因思久病之躯何能再任新感，中药治外感，向有良效，乃试以荆、防、杏、贝治外感，归、芍、麦、地、玄、苇以强壮体力，丹皮、赤芍、牛膝、泽泻，以清血利尿，至丹毒部分留待血清治之，盖深信丹毒之病菌，非此药不能奏效也。讵知药后，即见安康，翌晨热解身凉，精神清爽，诸症霍然，血清亦无庸再用，至于未散丹毒，继用民间丹方，以丝瓜叶捣汁加冰片粉调擦，不数日亦红退肿消，脱皮而愈。

据西籍所载，丹毒为链球菌，百浪多息为对症良药，常见该药治愈丹毒，何以之治吾女之丹毒无效？因思余每用磺胺类药品治肺炎等症，有效有不效者，细容病状，大都实性症，易于奏效，虚性症则效微，近阅张昌绍先生著《青微菌素治疗学》，论磺胺类药物之缺点云，采用此类药物时，有一小部分病人体内之病菌，产生抵抗药物之能力，以致药物失效，即继续用药，病菌依然猖狂，囊不就范。倘张先生所谓之一小部分病人，即中医所称之虚症，则吾女或为病后续患丹毒，体质虚弱，故不为效，由此观之，吾人治病之采用寒热虚实，较之专以时效药治疗为周详也。（《新中华医药月刊》1946 年 11 月）

五、张维廉

论流火　流火一症。最为缠绵。设治不得其法，往往酿成瘫痪。为医者不可不深为绸缪也。此病之发生,大抵为湿热积毒,郁于足部。气血流行窒塞,郁久生热,于是焮红肿胀,作痒作痛,步履艰难,甚则寒热起伏。普通之法,内服清解药,外搽芙蓉叶末。法虽至善,然终难免迁延时日。今有一方,用石灰一斤、水缸一只,将石灰置于缸内,满注清水,隔一宿,将石灰缸浮面一层结晶取出,用桐油三钱调敷。惟取结晶时,切不可将缸底石灰混出,以防中石灰毒。此药一经敷后,须将患足高抬,最好安睡,切不可下坠。三刻钟后,即可痛止退肿。其效之神,真有不可思议者。余已试验多人,均有效验,故特投之本刊,以惠同病。(《中国医学月刊》1929 年 11 月)

六、朱仁康

1. **命名** 《巢氏病源》记载:"丹者人身体忽然焮赤,如丹涂之状,改谓之丹。"颜面丹毒,中医称"抱头火丹",古时常流行一时,又称"大头瘟"。下肢丹毒,中医称"流火"亦名"腿游风"。小儿"赤游丹"又称"游火"。在旧社会里,是一种危害婴儿生命造成夭殇常见的疾患,中华人民共和国成立后由于卫生条件的改善,大多新法接生,因此初生儿丹毒,已极为少见,故从略。

2. **症状** "丹毒"一名天火,肉中忽有赤色如丹涂之状,其大如掌,甚至遍身,有痒有痛,而无定处(《千金方》)。"大头瘟"与"抱头火丹",大头瘟其疾发于鼻面耳项咽喉,赤肿无头,或结核有根,初起状如伤寒,令人憎寒发热头痛,肢体甚痛,恍惚不宁,咽喉肿塞(《疡科心得集》)。"腿游风","此证两腿里外,忽生赤肿,形如堆云,焮热疼痛"(《医宗金鉴·外科心法》),属于下肢丹毒。

3. 辨证论治

(1) 内治法:抱头火丹,发于头面部。证属:外受邪热疫毒之气,上攻头面。症见:初起怕冷发热,头痛咽痛,脸面焮赤,红肿色如涂丹。脉苔:脉洪数,舌红苔黄。治则:清热败毒消肿。方剂:普济消毒饮加减。药用:

川连二钱,黄芩三钱,板蓝根五钱,牡丹皮三钱,赤芍三钱,玄参四钱,甘草二钱,马勃一钱,连翘三钱,陈皮二钱。

方义:黄芩、黄连、板蓝根、马勃、连翘、生甘草清热解毒皮,赤芍凉营清热。玄参利咽消肿。加减:大便干秘,加大黄二钱至三钱、元明粉三钱,通腑泻火。如火毒,舌红口干,加犀角二钱、生地一两、金银花四钱。

流火,发于腿部或足部。证属:湿热下注,化火化毒。症见:初起时,怕冷壮热,头痛,腿足焮红肿痛,上下流散,表面光亮,胯下焮核(淋巴结炎),容易复发成为慢性丹毒,发作频繁,最后可成大脚风症(象皮腿)。脉象滑数,舌质红,苔黄腻。治则:利湿清热,凉营解毒。方剂:龙胆泻肝汤加减。药用:

龙胆草三钱,黄芩三钱,炒栀子三钱,生地一两,牡丹皮三钱,赤芍二钱,泽泻三钱,赤苓三钱,木通二钱,车前子三钱,六一散(包)三钱。

方义:龙胆草、栀子、黄芩、赤苓、泽泻、车前子、木通利湿清火,生地、牡丹皮、赤芍凉血清热。

慢性丹毒可服苍术膏,或常服二妙丸可以减轻或防止发作。

(2)外治法:① 急性发作红肿烦热时,外敷玉露膏或用鲜板蓝根、马齿苋、仙人掌或芭蕉叶,选用一种捣烂外敷。② 砭刺法:下肢丹毒,作三棱针砭刺患处出血少许。③ 形成慢性,肿胀历久不退,外敷金黄膏。④ 慢性丹毒熏洗法:用大蒜甲一斤(即大蒜外边脱下的边叶)煎水半木桶,加入盐卤一二匙,把患肢先就木桶上熏(外盖棉被)待温时浸洗半小时,患腿出汗为止,连日熏洗多次。(《朱仁康临床经验集》)

七、贺普仁

丹毒是指患部皮肤突然发红成片,色如涂丹,灼热肿胀,迅速蔓延的急性感染性疾病。本病好发于颜面和下肢,多见于春秋季节。因为发病部位的不同而有不同的名称,生于胸腹腰胯部者称"内发腹";发于头面部的称"抱头火丹";新生儿多生于臀部,称"赤游丹";发于小腿足部的称"流火"。现代医学认为本病是由溶血性链球菌引起的急性炎症,相当于急性网状淋巴管炎。

《诸病源候论·丹毒病诸论》曰:"丹者,人身忽然焮赤,如丹涂之状,故谓之丹,或发于足,如手掌大,皆风热恶毒所为,重者,亦有疽之类,不急治,则痛不可堪,久乃坏烂。"

丹毒是由于素体血分有热,外受火毒,热毒蕴结,郁阻肌肤而发;或由于皮肤黏膜破伤(如鼻腔黏膜、耳道皮肤或头皮破伤,皮肤擦伤,脚湿气糜烂,毒虫咬伤、臁疮等),毒邪乘隙侵入而成。凡发于头面部者,挟有风热;于胸腹腰胯部者,挟有肝火;发于下肢者,挟有湿热;发于新生儿者,多由胎热火毒所致。

丹毒多于下肢为常见,皮肤掀红灼热,肿胀疼痛,伴有恶寒发热、头痛等全身症状,每多复发,可向上延及大腿,触痛明显,同时伴有轻度发热,边界清楚,或见血疱、水疱。

经穴经方:强通法,三棱针点刺放血。以围刺的方式围攻病灶,围刺即缩小包围的方式。(《普仁明堂示扶正——贺氏针灸理论精华及临床实录》)

八、赵炳南

丹毒的名称首先见于中医学,因其发病时皮肤突然发红,如染丹脂,伴有发冷发热,而且又为火毒所诱发,故名为丹毒。本病发无定处,上自头面下至足跗都可以发生。因其部位不同,因而命名也不同。发于头面者称为抱头火丹,发于躯干者称为丹毒,发于两腿者称为腿游风,发于胫踝者称为流火。

赵炳南认为,血分有伏火(血热)是其内因根据,而火毒温热为其外因条件,多由于皮肤黏膜破损,邪毒乘隙侵入而诱发。内有血热、外受毒热,内外合邪两热相搏,故发病较急,突然发冷发热,皮肤红肿。湿热较重者熏蒸肌肤,故见有水疱、渗液;毒热较重者则见高热不退,或毒热入里而见神昏、谵语等证。发于头面者多兼有风热或毒热较盛,发于胁下腰胯者多兼挟肝火,发于下肢者多夹有湿热。临床上又可分为急性与慢性两种,急性发病者以毒热盛为特点;慢性者往往是因为湿热兼夹而致,因为湿性黏腻而且又为重浊有质之邪,故缠绵不愈,反复发作。

在治疗上,急性期以清热解毒为主凉血为辅。常用的药物有金银花、连翘、大青叶、野菊花、地丁、黄芩、黄连、黄柏、栀子、牡丹皮、赤芍;伴有高热者可加生石膏、生玳瑁。发于颜面者加菊花;发于胸胁者加柴胡、龙胆草;发于下肢者加牛膝、黄柏、防己;水疱明显者加车前草;若见高热烦躁、神昏谵语等热入营血的症状,就应当按照温病的辨证法则,清热解毒,凉血清营,常用的药物有水牛角、黄连、生地、金银花、连翘、麦冬、牡丹皮、栀子等。

关于慢性经常复发的丹毒(尤以下肢多见),主要是因为湿热之毒蕴于肌肤,缠绵不愈,致使下肢肿硬。根据赵炳南的经验,急性发作期间还是要重用清热解毒的药物,急性期过后则应当加用一些活血透托的药物如山甲炭、皂刺炭、没药、乳香、紫草根、贝母、白芷、天花粉、当归等。湿重的加生薏苡仁、猪苓。

关于外用药物：急性期可用金黄散(市售)水调敷，或用新鲜的白菜帮、马齿苋、绿豆芽菜洗净后捣烂调药外敷效果更好。或用去毒药粉调敷。慢性期者可用铁箍散膏加20％的如意金黄散外用。

关于如何防止复发的问题，也是要从丹毒的发病因素上去考虑。首先要注意忌食辛辣等燥热的食物以减少湿热之内生，另外要注意皮肤的卫生，积极治疗一些慢性皮肤病如脚癣等。如果已患过丹毒防止其再复发，可以用生薏苡仁一两水煎服每日1剂，连续服用一阶段，取其健脾利湿之功效，还是有一定作用的。(《赵炳南临床经验集》)

九、戴裕光

1. 急性期以火毒论治，兼顾湿热

（1）火毒为根本，泻火解毒为治疗中心：丹毒起病以局部的红肿热痛为主要表现，而且常见有舌红、苔黄、脉数、身热等全身体征，此实热之象，加之发病急骤，不同于一般的邪热，而具有火毒的性质。究其机制，体内血分原本有热，遇风温火热之邪侵犯，同气相合为患，郁于肌肤，壅为火毒而暴发。故此时需以泻火解毒为首要之法，以防火毒蔓延，变生他证。临床上如果表证不明显，主要用犀角地黄汤、黄连解毒汤清解气血之热毒。如果表证兼见较为明显，则用普济消毒饮、牛蒡解肌汤等在清热解毒的基础上配合疏散卫分之温热。以上处方均可选择配伍紫花地丁、败酱草、板蓝根、忍冬藤、虎杖、白花蛇舌草、蜂房、虎杖、土茯苓等具有清热泄火解毒的药物。戴裕光经验配伍大黄和牛膝，认为大黄有良好的清热解毒、活血散瘀作用，其有效成分为大黄酸、大黄素、芦荟大黄素等，用于治疗丹毒，可降低毛细血管通透性，减少炎性渗出，大黄素、大黄酸对葡萄球菌、链球菌、淋病球菌抗菌作用敏感，对致病性真菌、流感病毒亦有抑制作用，抗菌谱广，因含鞣酸而对炎症有收敛作用。牛膝具有引药下行和引热下行的功能，一方面，其可引无法清解之郁热向下，从小便和大肠而出，使邪有出路；另一方面，对于下肢的丹毒，其可以引药向下，使其直达病所。

（2）湿热多兼见，清热利湿为常配之法：如果体内血分之郁热复感风湿之邪，湿热蕴结肌表不解，也会发成丹毒。此时湿热为患，易下注而发于下肢。因有湿邪参与而缠绵难愈或多反复发作。戴裕光认为渝蜀之地，湿气尤

盛,此等湿热之患甚为常见。此时尽管热毒之势不若单纯火毒者急骤,但治疗难度却倍于前者。湿与热合,互相搏结,如油入面,清热多则易寒凉助湿,利湿多则易燥助火势。此时的关键在于鉴别湿重于热、热重于湿、湿热并重和湿热化燥与否。此时的主方可选用甘露消毒丹利湿化浊、清热解毒,龙胆泻肝丸清肝胆实火、清下焦湿热,三妙丸清热燥湿,三仁汤清利湿热、宣畅气机等。戴裕光常用的一个处方是当归拈痛汤,此方原可利湿清热、疏风止痛,用于治疗湿热相搏而致肢节沉重疼痛、脚气肿痛者。戴裕光根据不同辨证,另加配伍,在湿热蕴结的丹毒治疗中取得了较好效果。常见的配伍药物有:忍冬藤清气血热毒、清经络中风湿热邪而止疼痛;蒲公英、紫花地丁清热解毒、凉血散结以消肿痛;生薏苡仁健脾渗湿、清热排脓,配合二妙丸利湿清热作用更佳;白茅根、川萆薢、穿山甲合用活血消肿利湿。

2. 缓减期以治痰为主,寒热共存 经过初期的清热泄火、解毒利湿等强势的攻邪之后,邪去大半,疾病的发展得到控制。戴裕光认为此时应该重点解决好以下两方面的问题,才能使得该病顺利向痊愈转归。

(1)清化热痰:丹毒发病尽管以火毒为主要病邪,但气血不畅、经络不通也是导致邪气在肌表瘀滞的重要原因。加之初期的治疗过程中多为苦寒之剂,寒性收引,既不利于局部气血经络的疏通,导致气血津液停滞后受热邪熏蒸而炼化凝结为痰;也可以妨碍脾胃之健运,聚湿生痰。临床常见的急性期后转为慢性丹毒的病例大多有这样的热痰作祟。所以此时清化热痰就显得非常必要。治疗上均可以二陈汤为基础,根据不同的病症表现适当加减。如见胸膈痞塞、咳嗽恶心、食欲下降明显者可加枳实、胆南星以燥湿祛痰,行气开郁;如见虚烦难眠、夜梦频繁、惊悸不宁者可加竹茹、枳实理气化痰,清胆和胃;如见咳嗽痰黄、胸膈痞满、苔黄腻、脉滑数等痰热内结较为明显者可加胆南星、黄芩、瓜蒌仁、枳实等清热化痰,消痰散结。此时戴裕光常用的一味药是白芥子,此药以利气豁痰见长,主治皮里膜外、筋骨间或肌肉间痰饮证,与以上各方药配合可增加清除局部瘀痰的作用,同时可作为引经药使药力直达病所。

(2)温通经脉:一些体质虚寒的丹毒患者,在急性期过后,很快表现出了其体质的倾向性,也有一些患者因前期过用寒凉而出现虚寒性的征象,常见为丹毒皮肤浅淡,甚至瘀暗、漫肿,用清热的方法效果不理想,全身伴见乏力、精神不振等。此时，戴裕光根据四诊辨证，判断其为寒滞经络、气血不畅，而大胆使用温通经脉的方药。如是以寒邪凝滞为主，常以阳和汤为主方；如是湿热、痰热兼见寒凝，则在相应的处方中配伍炮附子、干姜、桂枝等温通经脉之药，此时炮附子用量为15 g以下，干姜、桂枝用量为9 g以下，意在走络脉而使丹毒局部气血得以畅通；如多用则入心肾温阳，对于局部经络反而作用不佳。

3. 后期以补虚为主，重在肝肾之阴 临床所见病例中，有一些是经过失治误治而迁延不愈转为慢性的。戴裕光在选择上述相应治疗方案的基础上最强调补养患者的肝肾之阴。因为该病以热毒为主要病邪，不论是单纯热毒还是夹痰热或湿热，均有伤津耗液之弊。而且许多患者在初期均经历了数日甚至更长时间的高热，更加蒸炼津液。肝肾为津液之本，故丹毒患者在后期均有不同程度的肝肾之阴不足的表现，如双目干涩、口苦咽干、夜寐梦多易醒、潮热、伤口久不愈合等表现。常用的滋补方药有六味地黄丸、二至丸、南北沙参、桑椹子、桑寄生、何首乌、白芍、当归等。

将丹毒按照分期的不同特点针对性治疗，是戴裕光多年临床体会的总结。除此之外，戴裕光还认为在该病的治疗中，可以将多种中医疗法结合运用，以取得更好疗效。如腿部丹毒初起时可用梅花针或三棱针局部点刺出血，如出血不通畅可配合拔火罐将瘀血拔出，以起到泄火解毒、改善皮肤微循环、疏通经络的作用。还可在内服药的同时配合使用外敷法，内外合治，效果更好。常用的外敷药物有大黄、黄柏、青黛、苦参、苍术清热解毒燥湿，天花粉解毒消痈，冰片行气活血止痛等。还可用新癀片内服、研碎醋调外敷以治疗一些热毒瘀血比较明显的、治疗条件有限的患者。〔贾煜，晋献春. 戴裕光教授治疗丹毒经验[J]. 中国中医急症，2008(6)：798-799.〕

十、肖泽梁

1. 病因病机 丹毒，指皮肤骤然发红，色如涂丹。唐《备急千金方》曰："丹毒一名天火，肉中忽有毒，如丹涂之色。"古代医家多认为其病因与热毒相关。《圣济总录》曰："热毒之主，暴发于皮肤之间，不得外泄，则蓄热为丹毒。"清《外科证治全生集》曰："初生幼孩，因胎中受毒，腿上患色红肿成片身热，名曰赤游。"综观古代各医家所述，肖泽梁结合丹毒的发病特点，认为本病发病以素体血热为基础,与风、火、湿邪等致病因素有关。当患者口鼻黏膜破损,风毒之邪入络,与血热相搏,且风性炎上,则发为"抱头火丹";当血热内蕴,外受火毒,热毒搏结,郁阻肌肤,则发为"内发火丹";当患者足部湿烂,湿邪郁蒸血分,则发为"流火";当丹毒日久不愈,迁延反复,多责之脾虚湿蕴,湿邪黏滞,与血热壅结于肌肤所致。

2. 擅用引经药　依据丹毒的发病部位不同,肖泽梁常选用相应的引经药物作为舟楫之剂,载药入经。颜面部丹毒使用桔梗,桔梗入肺经,性升浮,可开宣肺气,助心行血;胸胁部丹毒使用柴胡,柴胡疏肝气,可开邪热内闭,使邪气由内达外;下肢丹毒使用牛膝,牛膝味苦降泄,走而能补,善引血下行。

3. 清热不伤脾胃　肖泽梁治疗丹毒,虽"急则治其标",投以解毒清热之剂,但始终顾护脾胃,遵循"脾胃乃后天之本"的原则,祛邪不伤正,扶正以利祛邪。肖泽梁多使用温和而对脾胃刺激小的金银花、蒲公英、生地、玄参、白茅根、薏苡仁等清热药物;尽量不用紫草、苦参、龙胆等寒凉伤胃之品;辅以茯苓、白术、莲子等健脾药物。方剂配伍味多量轻,取诸药协同作用,避免大剂量寒凉药物伤胃之弊。

4. 分型论治　肖泽梁依据丹毒发病部位及其特点,将丹毒分为风热侵肤型、热毒炽盛型、湿热蕴肤型及脾虚毒瘀型。风热侵肤型多发于头面部,眼胞肿胀,皮肤焮红灼痛,常由口鼻黏膜破溃,风毒之邪入侵所致。肖泽梁治疗此型以清热祛风、泻火解毒为治疗原则,方以双解通圣散加减。热毒炽盛型皮肤红肿热痛明显,可发生水疱、化脓、紫斑,伴壮热烦躁,体弱者甚或并发肾炎、败血症等,肖泽梁认为此型发病急,症状较重,多为热毒炽盛所致,应急则治其标,以清热解毒、消肿止痛为治疗原则,迅速控制病情,方以仙方活命饮加减,"伤于湿者,下先受之"。湿性重浊趋下,易袭阴位,与热邪相合,湿热蕴结发而为下肢丹毒。肖泽梁认为湿热蕴肤型丹毒多发于下肢,南方夏季常见,常并发脚湿气,治疗以清热利湿、解毒消肿为原则,方以五神汤合三妙丸加减。脾虚毒瘀型多为慢性丹毒,肖泽梁责之脾虚运化失常,水湿内停,湿邪黏滞不化,郁久成瘀,治疗以温阳健脾、利水消肿为原则,方以除湿胃苓汤加减。

5. 三黄洗剂外治　三黄洗剂为肖氏中医外科自拟外用经验方,具有燥湿收敛、解毒消肿之功,常用于治疗炎症性皮肤疾患。肖泽梁在内服方剂的基础上外用此方治疗各型丹毒,收效显著。该方主要由黄连 3 g、黄芩 10 g、黄柏 15 g 组成。将诸药入水 500 mL 煎煮 20 min 后滤去药渣,取煎液置凉。将 6～8 层纱布浸透药液,湿敷于患处,每日 2～3 次,每次 30 min。其 3 味药均有较广的抗菌谱,对溶血性链球菌具有较强的抑制作用。应用三黄洗剂湿敷,能迅速缓解患者灼痛感、改善红肿症状、缩短丹毒病程。〔肖贤忠. 肖泽梁诊治丹毒经验[J]. 湖南中医杂志,2019,35(11):35－36〕

十一、赵永昌

1. 病因病机 中医学对丹毒早有认识。《素问·至真要大论篇》云:"少阳司天,客胜则丹胗外发,及为丹熛疮疡。"后世将发于头部丹毒称为"抱头火丹",发于下肢足部者称为"流火",而《外科大成》将下肢丹毒称为"腿游风"。下肢丹毒是丹毒最为常见的一种,突出表现为游走性。赵永昌认为,丹毒不仅由热毒邪气瘀滞于经络皮肤之间,并有湿热阻滞,壅聚经络,尤其还因气血不畅,营气郁滞,邪毒入血而成重症,见高热、皮肤坏死等。而下肢丹毒主要是湿热毒邪相合,湿性重浊下行蕴结肌肤,加之血被热劫,气血瘀滞不通,故局部壅肿疼痛;若反复发作不愈,致余邪留恋血分不去,久则热盛肉腐,故渐变紫黑,甚则破溃;病至晚期,瘀血不去,血化为水,不归水道,泛溢肌肤,可见局部水肿。丹毒发病急骤,以局部红、肿、热、痛为其特征。因营气郁滞,邪毒入血,可出现局部或全身体温升高,故可伴有高热及恶寒、头痛、口渴,重者出现烦躁难寐、昏迷等症状;患处皮肤呈片状、色红如丹、中间较淡,手指按压可使红色消退,边缘清楚而稍突起。急性期红疹中间可发生水疱,局部水肿很快向四周蔓延;恢复期红疹中央由鲜红转为暗红甚至变为暗黄,经数日后脱屑而愈。若失治误治,或患血丝虫病等致久而不愈,慢性发展可呈象皮腿改变。急性发作时,患处剧痛难忍,按之疼痛更甚,可伴有局部引流部位淋巴结肿大、疼痛。

2. 分期论治 赵永昌在中医学基础上,结合疾病的临床特点,根据病史长短分为急性期及缓解期进行辨证论治,同时亦不拘于形式。一般发病在 3～7 日以红、肿、痛为主要表现者归属急性期,其中包括用现代医学治疗后,症状无缓解仍具有典型症状者。病程超过 7 日以上者多属缓解期,缓解期间急性发病者早期按急性期患者处理,病情稳定并缓解后归属缓解期论治。

(1)急性期：本期证属湿热下注，兼血分有风热之毒。多因体弱卫气不固，风、湿、热邪外袭，体表气机不畅；加之风邪走窜，风、湿、热邪内窜入血，蕴结肌表不解，发为丹毒。此时湿热若为主患，易下注而发于下肢。因有湿邪参与而缠绵难愈或反复发作。湿与热合，互相搏结，如油入面，清热则易寒凉助湿，利湿则易燥助火势；一旦血分热毒留恋不去，极易发展为慢性期。此时的关键在于鉴别湿重于热，或热重于湿，或湿热并重，或湿热化燥，同时考虑血分毒热之邪，宜凉血活血，兼疏散风热。主方选二妙丸，可加龙胆泻肝丸清下焦湿热。用药上，赵永昌最强调大黄与牛膝的合用。大黄有良好的清热解毒、活血散瘀作用；牛膝一方面可引无法清解之郁热向下，从小便和大便而出，使邪有出路；另一方面，对于下肢丹毒，可引药向下，使其直达病所。同时须加清热凉血之品，如牡丹皮、赤芍清除血分毒热；以及发散风热之品，如薄荷、菊花、葛根疏散风热。

(2)缓解期：本期证属脾虚湿盛，兼脾阳不足。下肢丹毒发病以湿热为主要病邪，但气血不畅、经络不通也是导致邪气在肌表蕴结不去的重要原因。初期治疗若过用苦寒之剂，伤及脾胃中焦，既不利于局部气血经络疏通，也会阻遏脾胃之健运，聚湿生痰。故治宜健脾渗湿为主，兼以清热化湿（痰）。方以四妙丸为基础辨证加减。若虚证为主，辅以参苓白术丸；久病缠绵，损伤脾肾阳气，内有寒凝之象，见下肢溃烂，深可至骨，创面苍白，加桂枝以温通经脉，用量为9g以下，意在走经络而使丹毒局部气血得以畅通，多则入心肾温阳，对局部经络不佳。〔李军.赵永昌治疗下肢丹毒经验[J].中国中医药信息杂志，2013，20(10)：82-83.〕

十二、姚和清

眼睑丹毒（火胀大头）系眼睑皮肤疾病，多由皮肤创伤感染细菌引起，患处红、肿、胀、硬，头部明显膨大，故名"火胀大头"。

1. 临床征象　眼睑皮肤及面颊发红、肿胀，边缘清楚，表面光滑，触之坚实而有痛感；继而局部出现小疱、脓疱，甚至溃烂、坏死，最后形成瘢痕而致眼睑外翻。发病前常有头痛、发热、恶寒、乏力、全身不适等先兆症状。严重病例由于高热持续不退，可出现强烈头痛、呕恶、咽喉闭塞、不食、烦躁、神志昏迷等症状。本病有传染性，发病急骤，进展较快，病情较重。

2. **病因病机**　主要由于血分热、肌腠虚,风、湿、热邪乘虚客于头面经络所引起。"诸痛疮疡,皆属于心",肺主皮毛,脾主肌肉,故病发于心 、肺、脾三经。

3. **辨证施治**

（1）脾肺燥热,风邪入血分,风热相搏。症见眼睑面颐皮肤红肿,并伴风粟、斑疹、疮疖壅肿、眼球结膜高胀红肿。自觉眼痛、头痛、眵泪并多,且有恶寒发热,烦躁不安。如舌苔薄白,脉浮数,寒多热少,口不渴者,为风多于热,治以凉血散风为主,用荆防败毒散随证加减;如口干烦渴,壮热而不恶寒,舌红苔微黄,脉浮数,为热多于风,当以清热解毒为主,用化斑解毒汤;如热象较重,或兼喘逆,咽喉不利,舌苔黄燥,用普济消毒饮加减。

（2）心脾实火妄动,热毒壅结。症见眼睑暴赤红硬,结膜壅起,红肿瘀滞较甚,面颐焮热壅肿,出现高低不平的疙瘩。自觉头痛、眼痛、多眵,发热而不恶寒,脉沉滑、洪实有力。如口干、烦渴、汗出,舌赤苔黄而燥,斑疹色红较著,甚至带有紫黑色的,为阳明热盛,用白虎汤加玄参、升麻;如兼烦躁发狂,合犀角地黄汤;如舌红苔灰黄或厚黄而腻,头面疮疖较甚,为心火暴盛,用黄连解毒汤。

（3）脾肺湿热壅遏。症见眼睑面颐发红而微带黄白,并有风粟、斑疹,湿疮润湿、糜烂,自觉面部灼热、发痒而痛,头重体倦,四肢重著,胸闷纳少,小便不利,舌苔垢腻,脉濡细或弦滑。治以清理湿热,用除湿胃苓汤加减。（《姚和清眼科证治经验与医案》）

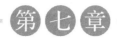

第七章

历 代 医 案

第一节 古 代 医 案

一、《外科发挥》案

癍疹 ....

案1 一男子患丹毒，焮痛便秘，脉数而实，服防风通圣散不应，令砭患处，去恶血，仍用前药即愈。

案2 一小儿腿患丹如霞，游走不定，先以麻油涂患处，砭出恶血，毒即散；更以金银花散，一剂而安。

案3 一小儿患之，外势虽轻，内则大便不利，此患在脏也，服大连翘饮，敷神效散而瘥。

案4 一小儿遍身皆赤，砭之，投解毒药而即愈。

案5 一小儿遍身亦赤，不从砭治，以致毒气入腹，遂不救。此症乃恶毒热血，蕴蓄于命门，遇相火而合起也。如霞片者，须砭去恶血为善。如肿起赤色，游走不定者，宜先以生麻油涂患处，砭之以泄其毒。凡从四肢起入腹者不治。虽云丹有数种，治有数法，无如砭之为善，常见患稍重者，不用砭法，俱不救也。（《外科发挥》）

二、《外科理例》案

案1 一人头面肿痛，服硝黄败毒之剂，愈甚，诊之脉浮数，邪在表尚未解，用荆芥败毒散二剂，势退大半，更以葛根牛蒡子汤，四剂而瘥。此凭脉发表证也。

案2 一人患此肿痛，发热作渴，脉实便秘，以五利大黄汤下之，诸证悉退。以葛根牛蒡子汤，四剂而痊。此凭脉攻里证也。

案3 一人表里俱解，肿痛尚不退，以葛根升麻汤，二剂而消。此凭证也。

案4 一人肿痛，发寒热，脉浮数，以荆防败毒散，二剂少愈，再用人参败毒散，二剂势减半，又二剂而瘥。此凭脉发表也。

案5 一人耳面赤肿作痛，咽干发热，脉浮数，先以荆防败毒散，二剂势退大半，又以葛根牛蒡子汤，四剂而瘥。

案6 一妇肿痛，用硝黄之剂攻之稍缓，翌日复痛，诊之，外邪已退，此瘀血欲作痛也，用托里消毒散溃之而愈。此凭脉与药也。

案7 头面赤肿焮痛，服凉药不应者，须砭针去血，再用本方必效。一人年三十，患肩毒，服人参败毒散一剂，更服十宣散去参桂，加金银花、天花粉，四剂而溃。因怒动肝火，风热上壅，头面青肿，焮痛饮冷，荆防败毒散加芩、连、薄荷，二剂不因，急砭针患处，去黑血盏许，仍以一剂，势退大半，再服人参败毒散，四剂而愈。

案8 泰和二年四月，民多疫疠，初觉憎寒体热，次传头目肿盛，目不能开，上喘，咽喉不利，舌干口燥，俗云大头天行，亲戚不通，染之多殂。一人病此五六日，医以承气加蓝根下之稍缓，翌日其病如故，下之又缓，终莫能愈，渐至危笃。东垣云：身半以上，天之气也；身半以下，地之气也。此邪热客于心肺之间，上攻，头目肿盛，以承气泄胃中之实热，是诛罚无过，不知适其至所，为故遂制。（《外科理例》）

三、《外科心法》案

吴刑部静之子，甫周岁，患丹毒，延及遍身如血染。予用磁锋击刺，遍身出黑血，以神功散涂之，查春田用大连翘饮而愈。王国戚子，未弥月，阴囊患此，如前治之而愈。金氏子，不欲刺，毒入腹而死。河间云：丹从四肢起，入腹者不治。予尝刺毒未入腹者，无不效。（《外科心法》）

四、《保婴撮要》案

案1 一小儿四肢患之，外势虽轻，内则大便秘结，此患在脏也。服大连翘饮，敷神效散而瘥。

案2 一小儿患之赤晕走彻遍身，难以悉砭，令人吮四肢胸背数处，使毒血各凝聚而砭之，先用活命饮，米酒调二服，又以金银花、甘草节为末，用人乳汁调服渐愈。月余后，两足皆肿，仍砭之，服前药而痊。数日后，两足复赤，或用犀角解毒丸之类,致乳食不进,肚腹膨胀,此复伤脾胃而然也,敷神功散,服补中益气汤加茯苓而痊。

案 3 一小儿腿如霞片,游走不定,先以麻油涂患处,砭出恶血,其毒即散,用九味解毒散而安。

案 4 一小儿臂患之,砭出毒血而愈。惑于人言,服护心散,以杜后患,服之吐泻腹胀,患处复赤,手足并冷,余谓此脾胃虚弱,前药复伤,用六君子汤一剂顿愈,又以异功散加升麻、柴胡而痊。

案 5 一小儿患此,砭之而愈,但作呕不食,流涎面黄,余谓此脾气虚弱,用异功散加升麻治之,吐止食进;又用补中益气汤,涎收而安。

案 6 一小儿患此,砭之而愈,翌日发搐作呕,手足并冷,此胃气虚而肝木侮之,用异功散加藿香、木香,诸症顿止,又用异功散加升麻、柴胡而痊。

案 7 一小儿患此,砭之而愈,但面赤作呕饮冷,余谓胃经热毒未解,先用仙方活命饮,又用清热消毒散,各一剂而愈。

案 8 一小儿腿上患之,神思如故,乳食如常,余谓毒发于肌表,令急砭出毒血自愈。不信,外敷寒凉,内服峻剂,腹胀不乳而死。

案 9 一小儿遍身皆赤,砭之,投以解毒药而愈。

案 10 一小儿患此,二便不利,阴囊肚腹俱胀,急用砭法,随以活命饮加漏芦、木通、大黄为末,时用热酒调服至两许,二便俱通,诸症顿退,却去三味,仍前时服而愈。

案 11 一小儿患此,二便不利,腹胀咳嗽,用活命饮加漏芦、木通、麻黄为末,时时热酒调服,二便随通,遍身出汗,诸症顿退,鼻息似绝,气无以动,时或似躁,此邪气去而元气虚也,急用当归补血汤而愈。(《保婴撮要·胎毒发丹》)

案 12 一小儿面赤皎白,手足常冷,伤食患丹,余谓此因脾胃虚弱,不信,另用克伐之剂,更吐泻腹痛,吐涎不乳,口舌生疮,此脾胃复伤,而虚寒格阳在外,非实热也,先用六君、干姜,又用五味异功散而愈。

案 13 一小儿每停食发赤晕,此脾虚食郁,用清中解郁汤而愈。越月忽摇头咬牙,痰甚发搐,呕吐酸腐,此食郁伤脾也,待其吐尽,翌日少与白术散而愈。又服前散,月余遂不复患。

案 14 一小儿停食便秘,四肢赤色,此饮食蕴毒于内,用枳实、黄连、厚朴、山楂、神曲,而便通赤解。更头晕咳嗽,此脾气虚而不能生肺金也,用六君、桔梗,以补脾肺;山楂、神曲,以消饮食而瘥。

案 15 一小儿患此,服发表之剂,手足抽搐,服惊风之药,目眴痰甚,余谓脾胃亏损,肝木所胜之虚象,无风可祛,无痰可逐,用六君子汤一剂而安,再剂而瘥。

案 16 一小儿停食,服通利之剂,患丹作呕腹胀,此脾气复伤也,用补中益气汤、五味异功散而愈。

案 17 一小儿因母食炙煿酒面,两臂前臁各漫肿一块,有根四畔,赤晕相围,余谓患处属胃经,因胃经积热而为患也,用清胃、泻黄二散,治之而消。设谓丹毒,辄用砭法及败毒之药,反促其危矣。

案 18 一小儿因母饮烧酒,其子身赤如丹毒,三日间皮肤皆溃,烦躁发热,饮冷作渴,令饮冷米醋,即日并安。却服金银花、甘草末而愈。

案 19 一小儿患疟,服信石之药,遍身赤痛,烦躁昏愦,用米醋一杯,徐灌而苏,良久遍身如故,又用金银花、甘草为末,每服一钱,米醋调下,三服而安。

案 20 一小儿五岁,忽吐泻,又俄顷胸腹赤色见,遂遍身俱赤,余意其中信石之毒而然,若胎瘤食毒,则无此急速,乃灌冷米醋一杯,吐泻即止,少刻赤渐退,半日始苏,其形尚似死。又用羊血,接其元气而愈。(《保婴撮要·伤食发丹》)

五、《先醒斋医学广笔记》案

庄敛之艰嗣,辛酉幸举一子,未及三月,乳妇不善抚养,盛暑中拥衾令卧,忽患丹毒,遍游四肢,渐延腹背。敛之仓皇来告,予曰:儿方数月,奈何苦之以药。急以犀角,绞鲜梨汁磨服。敛之问故,予曰:犀角能解心热,而梨汁更能豁痰,且味甘,则儿易服。别疏一方,用:荆芥穗二钱半,鼠粘子二钱,怀生地四钱,牡丹皮一钱五分,玄参三钱,栝蒌根三钱,薄荷叶一钱,竹叶百片,麦门冬(去心)四钱,生甘草三钱,连翘三钱,贝母(去心)三钱,生蒲黄二钱。

令煎与乳妇服之,乳汁即汤液矣。敛之依法治之,一日夜,赤者渐淡。再越日,丹尽退。后卒以乳妇不戒,患惊风而殇。(《先醒斋医学广笔记·幼科》)

六、《沈氏医案》案

有壮年人患腰痛,在肾穴处,不能行走,初起一边,后至两边及中间,又后在两腿上湾①,作阵而痛,有时停止,此流火痛也。

黄柏、木通、连翘、蒌仁、枳壳、山栀、黄芩、香附、花粉加酒炒、嫩桑枝。

(《沈氏医案》)

七、《本草纲目拾遗》案

翠羽草 嘉庆癸亥,予寓西溪吴氏家,次子年十五,忽腹背患起红瘰,蔓延及腰如带,或云蛇缠疮,或云丹毒,乃风火所结,血凝滞而成。予疑其入山樵采染虫毒,乃以蟾酥犀黄锭涂之,不效,二三日瘰愈,大作脓,复与以如意金黄散敷之,亦不效。次日,疮旁复起红晕,更为阔大,有老妪教以用开屏凤毛,即翠云草也。捣汁涂上,一夕立消。此草解火毒如此,又不特治血神效也。

(《本草纲目拾遗·草部中》)

八、《续名医类案》案

赤丹(又名风瘴,又名赤游风,又名赤瘤)

案1 孙思邈曰:贞观七年三月,予在内江县饮多,至夜觉四体骨肉疼痛。至晓,头痛,额角有丹如弹丸,肿痛。至午通肿,目不能开,经日几毙。予思本草芸薹治风游丹肿,遂取叶捣敷,随手即消,其验如神。亦可捣汁服之(一云无叶用子研代之)。

案2 张子和治黄氏小儿面赤肿,两目不开,以婆针刺,轻砭之,除两目尖外,乱刺数十针,出血乃愈。此法人多不肯从,必治病,不可谨护。

案3 朱丹溪治一中年男子,痈溃后,发热干呕,背发丹燎,用诸般敷贴丹燎药,乃用刀于个个丹头出血,皆不退。后用半夏、生姜加补剂治呕,不效。遂纯用参半两,归、术各一钱五分,浓煎,一帖呕止。二三帖,丹渐缓,热渐减。约五十余帖,热始除,神气始复。

案4 鲍允中,年五十岁,风丹痒甚,腹微痛,咽不利,面目微肿,五六日不退,两寸脉滑大实,右浮大,左浮弦小。以炒芩、炒连、四物、枳、梗、甘草、鼠粘、紫葳各一钱,防风、黄芪各五分,凡五六帖而安。

案5 黄师文治一妇人,苦风丹,每酒沾唇则风丹重造而起,痒刺骨,殆

---

① 湾:当作"弯"。

不可活,令服五积散。约数服,以杯酒试之,如其言,饮酒已,丹不作。德昭一婢,亦苦风丹,亦以此闻其说,遂服五积散,亦疾。又师文用五积散治产泻有奇功(《北窗炙輠》)。

案 6 薛立斋治一妇人,素清苦,因郁怒,患游风,晡热内热,自汗盗汗,月经不行,口干咽燥。此郁气伤脾,乃以归脾汤数剂,诸症稍退。后兼逍遥散,五十余剂而愈。

案 7 一妇人患此,性躁,寒热,口苦胁痛,耳鸣腹胀,溺涩,乃肝脾血虚火旺也。用六君加柴胡、山栀、龙胆,数剂,更与逍遥散兼服渐愈。又与六味丸、逍遥散,七十余剂,诸症悉退。

案 8 一妇人患前症,误服大麻风药,破而出水,烦渴头晕,诚类风症,六脉洪数,心脾为甚。曰:风自火出,此因怒火,脾胃受邪,血燥而作,非真风症也。与逍遥散、六味丸以清肝火,滋脾血,生肾水而愈。

案 9 一妇人患前症,久不愈,食少体倦,此肝脾亏损,阴虚发热也。先用补中益气汤加川芎、炒栀,元气渐复。更以逍遥散而疮渐愈。

案 10 一妇人患赤游风,晡热痒甚,用清肝养血之剂。不信,乃服大麻风药,臂痛筋挛。又服化痰顺气之剂,四肢痿弱。又一妇患前症,数用风药煎汤泡洗,以致腹胀并殁。

案 11 一女子十五岁,患瘰疬赤晕,形气倦怠,此肝火血虚所致。用加味逍遥散而赤晕愈,用益气汤、六味地黄丸而瘰疬消。

案 12 一妇人身如丹毒,搔破脓水淋漓,热渴头晕,日晡益甚,用加味逍遥散而愈。(《续名医类案·赤丹》)

案 13 万密斋治一小儿,腿如霞,游走不定,先以麻油涂患处,砭出恶血,其毒即散。用九味解毒散一剂而愈。

案 14 一小儿患赤丹,外势虽轻,内苦便秘,此患在脏也。服大连翘饮,敷神功散而瘥(又大连翘饮,歌诀曰:连翘荆芥通车芍,归活风柴蝉共甘,等分栀芩还减半,煎须紫草正相堪。文田按:三方均出明代许绬《婴童百问》)。

案 15 万密斋曰:一小儿丹发于脸,眼中红肿,手不可近,三日死。

案 16 立斋治一小儿,遍身皆赤,砭之,投解药即愈。一小儿遍身亦亦,不从砭治,致毒气入腹,遂不救。此症乃恶毒热血,蕴蓄于命门,遇相火而合起也。如霞片者,须砭去恶血为善。如肿起赤色,游走不定者,宜先以生麻油涂患处,砭之以泄其毒。凡从四肢起入腹者,不治。虽云丹有数种,治有数法,无如砭之为善。常见患稍重者,不用砭法俱不救。

案17 庄敛之子未及三月,乳母不善于养,盛暑中拥衾令卧,忽患丹毒,遍游四肢,渐延背腹,仓皇求告。予曰:儿方数月,奈何苦之以药?急以犀角绞梨汁磨服。问故,曰:犀角能解心热,而梨汁更能豁痰,且味甘则儿易服。别疏方用荆芥穗、牛蒡、生地、丹皮、元参、花粉、薄荷、竹叶、麦冬、生甘草、连翘、贝母、生蒲黄,令煎与乳母服之,乳汁即汤液矣。依法治之,一日夜,赤渐淡,越日丹尽退。后卒以乳母不戒,患惊风而殇(《广笔记》载,灵心妙手,可以为师)。

案18 马名鞠传治下部火丹,用蚕砂、山栀、黄连、黄芩、黄柏、大黄、石膏共末,水调敷上立效。切勿用芭蕉根。又方:用黄连末,蜜和鸡子清调服。马云:若遇抱头火丹,必砭去恶血方效。每用此法治人,其不肯砭者多误事(同上)。

案19 立斋治吴刑部静之子,甫周岁,患丹毒,延及遍身如血染。用瓷锋击刺遍身出黑血,以神功散涂之。查春田用大黄连翘饮而愈。又王国戚子,未弥月,阴囊患此,如前治之而愈。金氏子不欲刺,毒入腹而死。河间云:丹从四肢起入腹者,不治。予尝刺毒未入腹者,无不效。

案20 一小儿患赤游风,先用羌活白芷散二剂,又用加味逍遥散而愈。后伤风热,起疙瘩,搔破出水,或用大麻风药,十指拳挛,脓水浸淫,先用秦艽地黄汤,手指如常。又用易老祛风丸而疮亦愈。(《续名医类案·小儿科·赤丹》)

九、《环溪草堂医案》《柳选四家医案》案

初诊 王风火袭入三阳,头额焮肿而为游火丹毒。证方初起,舌白不干,发热恶寒,先从解表立法。

普济消毒饮去黄芩、黄连。

二诊 肿势愈甚,恶寒已除。脉来弦数右大,舌苔微黄。风温兼夹痰食,已入胃中。防其化燥神昏。

前方加芩、连、神曲、羚羊角、半夏。

三诊 病已及候,头面滋水淋漓,而五日不大便,脘痞,苔黄,脉沉按之而实。温邪外郁化火而内结也。当乘势逐之。

前方加制军三钱、芒硝钱半。

四诊 便解神清,邪已外内俱泄。善后之法,清涤余邪。

金石斛三钱,川贝母二钱,栝蒌霜钱半,豆卷三钱,黑山栀三钱,天花粉三钱,谷芽三钱,连翘三钱,丹皮三钱。原注:虚加人参,实加大黄。(《环溪草堂医案·大头瘟抱头火丹》)

十、《曹沧洲医案》案

孙流火。伤于湿者,下先受之,湿溃肌肤,郁蒸化热,左足背红肿焮热,渐成流火。当清化主之。

桑白皮三钱,银花三钱,防己三钱五分,滑石四钱,丹皮三钱五分,连翘三钱,丝瓜络三钱,赤苓三钱,赤芍三钱,生米仁四钱,粉草薢四钱,桑枝一两,白茅根(去心)一两。(《曹沧洲医案·外疡总门科》)

十一、《阮氏医案》案

叶脉洪数,舌苔黄腻。症由风邪夹秽,感触内热上攻,以致唇舌肿痛,外越皮肤,发为丹毒,煎熬肌肉作痒,内兼食积湿壅,气不宣畅,故胃膈疼痛。治宜辛凉清热,佐以消导积滞。

牛蒡子一钱半,苏薄荷八分,香白芷八分,府杏仁一钱半,连翘壳一钱半,荆芥穗八分,炒僵蚕八分,广郁金八分,炒枳实八分,制川朴八分,川通草八分。

又表邪丹毒均已清楚,但内积未消,枢转不灵,上不纳食,下不大便,再进通和三焦法。

冬瓜仁二钱,火麻仁二钱,炒谷芽二钱,制川朴八分,藿香梗一钱,金银花二钱,炒枳实八分,川通草八分,苦杏仁二钱,栝蒌实二钱。(《阮氏医案》)

第二节 近现代名医典型医案

一、张心一案

病者李姓妇。年五十八岁。住真武庙庄。

病因 于二月十五日得发热恶寒之症，素有此病二三日即愈，此次过三日略觉痊愈，然精神尚亏，于十九日因探新归家，途中遇风雨兼冰雹骤至，暴受寒冷，抵家则发热恶寒甚剧，并未延医诊治，延迟至二十四日，始延余诊疗。

证象 发热，恶寒，继则不恶寒，但发热，心中亦热，现在颜面皆肿大，漫肿至后脑及颈部亦肿。目已肿封，不能睁视，肿处起泡，破流黄水，疼痛甚剧，脉象洪滑而数，舌干前半无苔，质绛，神识昏蒙，合目，或夜间睡眠时则谵语，胸膈烦热而闷。大便五日未行，小便赤涩而少。

诊断 此症先受感冒，尚未痊愈，又感暴寒，致伏邪大发，而成此重症。断为颜面丹毒。

治疗 辛凉以解其外感，苦寒以通大便而泻其伏毒。

处方 薄荷叶一钱五分，青连翘二钱，蝉退二钱，僵蚕二钱，知母三钱，元参三钱，射干二钱，金银花三钱，花粉三钱，公英一钱，生石膏八分，升麻一钱五分，纹军三钱，元明粉一钱，生甘草一钱五分。

水五钟煎剩二钟，匀两次温服。

次诊（二月二十五日午后） 服前方一剂，大便下行三次，先燥后见溏泻，面部肿势略平，胸膈宽畅，烦热亦轻，神昏谵语夜间时仍作，舌干如故，此乃素禀阴亏，暴受邪火之煎熬，故而舌干如斯也，当大滋真阴，兼以清火解毒。处方：

生地黄一两，元参一两，山药三钱，潞党参五钱，生石膏两半，天花粉三钱，金银花三钱，公英三钱，连翘三钱，薄荷一钱，僵蚕一钱五分，生甘草三钱，滑石三钱，犀角一钱。

水五钟，煎剩两钟，匀四次一日温服尽。

三诊（二月二十六日） 服二十五日方一剂尽。面肿渐消。大便从前泻后，只行一次，小便略畅，神识略清，舌苔微干，脉来四至余而不甚洪滑矣。乃毒火略清，真阴未复故耳，拟方以大滋真阴为主，兼以清火解毒、大剂频服之法。处方：

生石膏二两半，元参一两，潞党参一两，生地黄一两，知母五钱，双花三钱，连翘三钱，山药三钱，生甘草三钱，丹皮三钱，赤芍三钱，紫草三钱，广犀角一钱。

水五大钟，煎剩二钟半，匀五次温服之。

外用《衷中参西录》之急救回生丹二钱,亦匀五次,遂汤药开白水冲服之。

效果(二月二十八日) 此药服一剂尽,烦热清,神识明,舌已润,面肿已消,因艰于服药,故停诊静养而愈。(《国医砥柱月刊》1939 年 4 月)

二、施今墨案

张某,男,40 余岁。

初诊 发热恶寒已两日,颜面肿赤而痛,呻吟不绝,食欲减少,大便不畅,小便短赤,渴不思饮。辨证:外受风湿热邪之袭,引动素体血分郁热,内外合邪而上扰颜面,热盛则肿也。热毒内灼,伤津损液,血络充斥,故口渴思饮,小便短赤,肿痛而呻吟,大便不畅,食欲不振也。治法:清热凉血,解毒消肿。处方:

鲜苇根 1 尺,鲜茅根 15 g,桑叶 6 g,紫花地丁 10 g,紫草茸 5 g,赤茯苓10 g,赤芍 10 g,金银花 10 g,忍冬藤 10 g,连翘 10 g,黑芥穗 6 g,板蓝根 6 g,淡豆豉 12 g,蝉蜕 5 g,山栀衣 6 g,甘中黄 6 g,蒲公英 10 g,丹皮 6 g,鲜生地 15 g,牛蒡子 6 g。

2 剂。

二诊 药后热渐退,红肿处未见消,痛微止。原方加犀角 1.5 g,再服2 剂。

三诊 药后热退,肿消,痛止,毒清,惟大便不畅,小便赤黄,食欲不振,体力觉弱,再进通调肠胃之剂,消灭余焰之善后方。处方:

鲜生地 10 g,大生地 10 g,赤茯苓 10 g,赤芍 10 g,连翘 10 g,忍冬花 6 g,忍冬藤 6 g,川大黄炭 5 g,全瓜蒌 18 g(风化硝 6 g 同捣),牡丹皮 6 g,佩兰叶10 g,厚朴花 5 g,玳玳花 5 g,生鸡内金 10 g,稻芽 15 g,甘中黄 5 g。

此方连服 3 剂,即已大愈。

【祝按】《千金》所谓之"鸡冠丹",《诸病源候论》所谓之"赤丹""火丹"等,均为丹毒之别称。本病因患处肤色焮赤,如涂以丹者,故名之曰丹毒。病原体为丹毒链球菌(溶血性链球菌),常由皮肤及黏膜之小创伤处侵入网状淋巴管所引起的急性感染。最易见于颜面,俗谓大头瘟;其见于头部及四肢局部者,俗谓流丹。潜伏期颇短,前驱症为食欲不振,四肢倦怠,发病时恶寒战栗而发热,皮肤发赤肿胀疼痛,患处表面多滑泽而有光泽,且有不规则之边缘境界,往往伴发呕吐,下利诸症。丹毒分游走性、黏膜性、水疱性、脓疮性及坏疽性,但治法则统用清热凉血、解毒、消肿法,若注射丹毒血清,其效愈速。

本案施今墨先以鲜苇根、淡豆豉、山栀衣、桑叶、蝉蜕、芥穗辛凉解表以退热,白茅根、生地、赤芍、赤苓、金银花、忍冬藤、连翘、紫花地丁、紫草、牡丹皮、甘中黄、板蓝根、蒲公英、牛蒡子以凉血解毒,清热止痛。二诊又加犀角之用,以增凉血解毒,清热消肿之力。病势大退,则终以生地、赤芍、赤苓、连翘、忍冬、牡丹皮、甘中黄清血热,消余毒,佩兰、稻芽、厚朴花、玫瑰花、生鸡内金生发胃气而痊愈。

【今按】丹毒由于发病部位之不同,又有不同之名称,如发于头面者又称抱头火丹,发于躯干者则称内发丹毒,发于下肢腿者,乃名腿游风、流火,新生儿丹毒又名赤游丹。其病机总为外感风湿热邪,内为血分郁热,内外相搏乘皮肤之损伤而发病,头面者多兼风热或毒热较盛;发于胁下腰胯者多兼挟肝火;于下肢者多挟湿热。本案属抱头火丹之类,先投以银翘散合五味消毒饮、栀子豉汤三方化裁施治,外以辛凉解表之品透邪散热,内以甘寒苦寒之品清热凉血,解毒消肿;继之又加犀角以成犀角地黄汤,增强清热解毒、凉血消肿之力,故风热火毒顿挫,热退、肿消、痛止、毒清也。善后则犀角地黄汤去犀角合调胃承气汤意,加金银花、连翘、甘中黄等清余热,加厚朴花、玫瑰花、佩兰、鸡内金、稻芽芳香理气,开胃进食也。辨证准,施治当,前后7剂即告大愈,诚属急症之佳案。(《施今墨医学全集》)

三、赵炳南案

王某,男,18岁。

初诊 前天晚上开始右侧脚背外侧疼痛,未介意。昨天突然开始发冷,体温38℃以上,头痛,局部红肿,疼痛,食纳不佳,大便不干,尿黄。过去无类似病史。现体温38.7℃,右侧足背靠外踝处有8 cm×6 cm皮肤鲜红色,边界清楚,中央有少量水疱,有明显触痛。脉象弦数,舌象苔薄白。诊断为足背部丹毒。辨证治疗:证属湿热下注,邪阻经络。治宜凉血解毒,利湿清热。处方:

金银花、紫花地丁、大青叶、生石膏各30 g,蒲公英24 g,生地15 g,赤芍、黄柏、牛膝各9g。

每日1剂，水煎服。外用如意金黄散水调敷。

二诊 服3剂后，体温恢复正常，局部红肿消退，疼痛已止，局部皮色已转暗，压痛减轻。仍感余热未清，拟以凉血活血，佐以清热解余毒。处方：

金银花、紫花地丁、生地各15g，黄柏12g，赤芍、紫草、茜草、牛膝各9g。

继服上方3剂后，症状消失而治愈。

【按】 本案皮色鲜红是为血热，肿胀触痛是为火毒，水疱是因湿热下注所致。方中金银花、蒲公英、紫花地丁、大青叶均为解毒之要药，均性平或寒，兼具清热凉血之效。黄柏清热利湿，生石膏性大寒，清热泻火，赤芍凉血活血，川牛膝下行散瘀。复诊见疼痛已止，肿痛已消，但仍余热未清，去石膏、大青叶大寒之物，加紫草、茜草清热凉血，兼以活血。(《赵炳南临床经验集》)

四、张赞臣案

褚某，女，41岁。

初诊 2周前患感冒，继而左足胫下端胀痛，经治表证除，而左足胫红肿热痛未已，不能履地。平素腑气失调，大便秘结，每隔3~5日1次。脉细数，舌苔薄糙根腻。诊断为下肢丹毒。辨证治疗：证属风热入里，湿热蕴结。治宜清热化湿，佐以通腑。处方：

连皮茯苓15g，忍冬藤、生薏苡仁各12g，赤芍、白芍、牡丹皮、萆薢、瓜蒌皮、瓜蒌根各9g，川黄柏、丹参各6g，生甘草、野蔷薇花各3g。

每日1剂，水煎服。

二诊 服3剂后，左足胫胀痛较前轻减，肤色焮红亦转紫褐，但尚不能久立，大便解而不畅。药合病机，再宗原方继治。

上方去蔷薇花，瓜蒌根改用瓜蒌仁9g。

三诊 服5剂后，左足胫肤肿色褐逐日减退，但久立则感作胀，胃纳不香，大便欠畅。胃肠功能未和。治宜宣化和中。处方：

赤茯苓12g，生薏苡仁、熟薏苡仁、神曲(包煎)、生瓜蒌仁各9g，土炒白术、广藿香梗、佩兰梗各6g，广陈皮3g。

四诊 服3剂后，流火红肿全退，胫胀亦消，唯纳谷不香，腑气失调。

再予上方去赤茯苓、广藿香梗，加制何首乌12g，桑椹9g。

经 1 年半后随访，未见复发。

【按】本案病起风寒外邪，入里化热，不得外达，与胃肠湿热相搏，熏灼胫肤而成。湿热循经下注于足胫，红肿胀痛不消，故予以赤芍、白芍、丹参、牡丹皮清营凉血，草薢、川黄柏、生薏苡仁、连皮茯苓化湿清热，待其热清毒解，湿浊得化之际，改用和中润肠通腑之品，健脾益胃，使胃肠调和，腑润湿化而愈。（《外科医案》）

五、朱仁康案

案 1　刘某，女，33 岁。

初诊　颜面部红肿、高热 3 日。3 日前周身欠适，寒战，头痛，高热，体温 39～40℃，渐渐发现左耳附近起一片红斑，烧灼感，迅速向左脸蔓延，皮肤局部红肿灼痛，表面光泽、紧张，皮表起燎浆大疱，眼睑俱肿，不能睁开。脉滑数，舌苔薄黄。诊断为颜面丹毒。辨证治疗：证属风热外受，化为火毒。治宜泻火解毒。宗普济消毒饮之意，处方：

板蓝根 15 g，黄芩、玄参、连翘各 9 g，生甘草、陈皮、川黄连各 6 g，马勃 3 g。

每日 1 剂，水煎服。外敷玉露膏。

二诊　服前方 2 剂，其势未减，已延及右颊脸侧，红肿起疱，壮热头痛，腿痛，行走不利，脉苔如前。宗前法加以大剂凉营清热之品。处方：

生地、板蓝根、石膏、牡丹皮各 30 g，赤芍、连翘、黄芩、知母、竹叶、大青叶、金银花各 9 g，陈皮 6 g。

三诊　服 1 剂后，左侧脸、耳部红肿见消，但尚有向右耳头皮蔓延之势，身热较挫（38℃），腿痛已轻。头痛，气短，胃纳少思，舌质红，苔心黄，脉细滑数。

从前方去大青叶、竹叶，加玄参 9 g、黄连 6 g。

四诊　服 2 剂后，脸面耳项红肿基本消退，热退，项下尚留焮核，苔薄黄，脉细滑，治以凉营清解为主。处方：

生地、生石膏各 30 g，板蓝根 15 g，牡丹皮、赤芍、知母、黄芩各 9 g，生甘草 6 g。

五诊　服 3 剂后，红肿均消，疱疹已平，纳食差，舌红苔净。治以清解余毒。

上方去板蓝根、知母、生石膏,加陈皮9g。

六诊 服3剂后,脸肿全消,苔薄黄腻,脉细滑。继以利湿清热。处方:

板蓝根15g,黄芩、牡丹皮、赤芍、连翘、重楼各9g,川黄连、陈皮、生甘草各6g。

服5剂后痊愈。

案2 张某,女,65岁。

初诊 5年前,后腰尾骶部,起一大片皮癣(神经性皮炎)常因搔抓后引起局部皮肤大片红肿,发冷发热,反复发作,一般约每隔半个月即发作1次,延续约5年之久。大便秘结。急性病容,体温39℃,于后腰部有一片如掌大红肿、界限清晰之皮损,略高于皮面。脉细滑数,舌绛苔净。诊断为慢性丹毒。辨证治疗:证属风热内郁,化为火毒。治宜凉营清热解毒。处方:

生地、生石膏各30g,金银花12g,牡丹皮、赤芍、黄芩、大青叶、知母、重楼各9g,生甘草6g。

每日1剂,水煎服。

二诊 服5剂后,局部红肿已消,口苦,大便秘结,舌红苔黄,脉沉细滑。证属余毒未消。

以前方去知母、石膏,加菊花、钩藤(后入)各9g。

三诊 又服3剂,证情同前,舌苔薄黄,脉细而数,仍拟清热凉血解毒。处方:

生地、马齿苋各30g,黄芩、牡丹皮、赤芍、重楼、金银花、连翘、赤茯苓各9g,生甘草6g。

四诊 服5剂后,近期火丹未犯,顽癣仍见浸润肥厚,发痒,舌绛苔净,脉细弦。未予内服药,外用新五玉膏10g,擦患处。

在此期间发作2次,可能与过度劳累有关,来诊时病情已见平复,为治本之计,改用苍术膏,每日2次,每次1汤匙,冲开水服。并配合二妙丸,每日服18g,分2次服。在服药期间,2个月内未见复发,尾骶部手掌大一片顽癣,仍见浸润发痒。嘱外敷新五玉膏,继续内服苍术膏及二妙丸。曾间隔半年未发,后又复发2次,治以清热解毒为法。药用川黄连、黄芩、牡丹皮、赤芍、金银花、连翘、大青叶、重楼各9g。水煎服善后。1年后追踪,未见复发。

【按】临床上较常见的丹毒有两种：一是发于颜面的丹毒，中医学称抱头火丹，证属风温已化为火毒，治疗着重清热败毒，勿用风药，免风助火势。方用普济消毒饮加减治之。其中以板蓝根为主药，可用 15～30 g；升麻、柴胡可不用，而加牡丹皮、赤芍等凉血药。咽痛者加玄参，大便秘结者加大黄、玄明粉通腑泻热，乃釜底抽薪之法。火毒炽盛红肿未能控制，则须大剂清瘟败毒饮加减治之。如毒走营血（败血症）则宜犀角地黄汤、清营汤之类。二是发于下肢的丹毒，中医学称腿游风，亦名流火。由于湿热下注，化火化毒。如舌红苔黄腻，湿重于热，治宜利湿清热，方用龙胆泻肝汤加牡丹皮、赤芍治之。舌红苔黄燥，热重于湿，则着重清热解毒，可用消炎方。下肢丹毒极易复发，成为慢性丹毒，如发作频繁，亦可成为大脚风（象皮腿）。要根治慢性丹毒，应在急性发作控制后，继续常服苍术膏，因为苍术健脾燥湿，增强患者抗病能力，防止其发作，有一定的效果。此外服二妙丸（苍术、黄柏组成）亦有相似的疗效。（《朱仁康临床经验集》）

六、顾伯华案

王某，男，54 岁。1964 年 7 月 17 日入院。

患者于 1964 年 7 月 13 日晨，突然形寒发热，头痛泛恶，周身骨节酸楚，左小腿焮红肿胀疼痛，不能步履。以往亦有同样发作史，于 1961 年、1962 年各发作 2 次，1964 年 4 月亦曾发过 1 次。检查：体温 39.5℃，脉搏 100 次/min，呼吸 22 次/min，血压 130/76 mmHg。呈急性病容，烦躁不安，神志清楚。舌苔黄腻，舌质红，脉数。肺部听诊呼吸音粗糙，心前区有 Ⅱ 级柔和吹风样收缩期杂音，心律规则，腹部柔软，肝脾未触及，四肢关节无畸形，病理反射阴性。局部：左小腿部明显肿胀，并有大片红斑，边界清楚，范围约 15 cm×20 cm 大小，压之褪色。在红斑上并有粟米大小出血点，部分密集成片按之不褪色。左腹股沟淋巴结肿大约 2 cm×2 cm 大小，压痛明显。两足趾间皮色发白，有轻度脱屑。实验室检查：白细胞总数 13.5×10⁹/L，中性 78％，淋巴细胞百分比 22％，凝血时间 3 min 10 s，出血时间 2 min 30 s，血小板计数 110×10⁹/L。诊断：① 下肢丹毒。② 紫癜。③ 足癣。治疗：入院后，当日即给以凉血清热、解毒利湿之剂。

鲜生地一两，粉牡丹皮三钱，京赤芍三钱，金银花六钱，净连翘六钱，黄柏三钱,生米仁四钱,紫草五钱,粉草薢四钱,生大黄三钱(后下),川牛膝三钱。

外敷:玉露膏。

服药后次日体温退至37.5℃,小腿部红肿退去1/3,出血点由紫红转淡。再以原方连服两剂后,第3日体温退至正常,潮红及出血点颜色更淡,压痛减轻,已能下床活动。但下肢仍有肿胀,再以原方去鲜生地、金银花,连翘改为四钱,连服3剂,痊愈出院。(《外科经验选》)

七、颜德馨案

华某,女,64岁。

初诊(1983年11月24日) 右下肢丹毒,内侧近踝部红肿热痛反复发作30余年,同侧肢体静脉曲张。本次发作已7个月,经治疗病势未减而入院。右下肢静脉曲张,内侧近踝部皮肤紫黯红肿,局部发热,压之疼痛并有硬结。舌黯红、苔薄黄,脉细滑。血液流变学及甲皱微循环示有瘀血指征。证属湿热下注,瘀阻脉络,气血不通。治宜清热解毒,化瘀软坚而通络脉。处方:

黄柏9g,川牛膝9g,薏苡仁根15g,忍冬藤30g,王不留行9g,炮穿山甲9g,丹参9g,赤芍9g,生牡蛎(先煎)30g,威灵仙9g,当归9g,乳香4.5g,没药4.5g,鹿角粉(吞)1.5g。

每日1剂,水煎服。同时口服丹参片、小金片,外用玉露膏、青黛膏。

二诊(1983年12月12日) 局部红肿已消,皮肤已无灼热感,皮肤色素沉着,上侧边缘有一硬结,压痛,无溃烂及渗出,但较前缩小。舌红、苔薄白,脉沉细缓。湿热毒邪渐清,瘀血闭阻脉络未净,再拟疏通腠理。

原方加麻黄6g。

药后2周,硬结减小,疼痛明显减轻,活动持久,病愈出院。(《铁道医学》)

八、孟澍江案

某女,80岁。

初诊 病经半个月。初发时恶寒发热,伴有上呼吸道感染症状,右下肢红肿热痛,心烦,呻吟不已。检查血象偏高,输液抗菌治疗。但身热不退,外部红肿依然,治当清肺热佐以清热解毒之法,方用:

麻杏石甘汤合黄连解毒汤加蒲公英、连翘、板蓝根。

二诊 服用 1 周后,热势渐退,下肢红肿尚未尽退,大便偏干,数日未解,腹部胀满,口干、舌燥,饮食无多,以胃中有燥热。

原方加大黄炭 5 g,芒硝 3 g,又服 5 剂。

热退肿消,但余邪未尽,后继用清解之剂,以善其后。(《孟澍江中医学术集萃》)

九、贺普仁案

案 1 王某,男,27 岁。

就诊时小腿部位皮肤鲜红灼热,疼痛不已。此案属热毒流注,应予强通法。治以活血强通、清热化瘀。

三棱针沿病灶部位边缘点刺放血,血流如注,针后疼痛灼热感消失,治疗 1 次后,患者未来复诊,后随访,已痊愈。

案 2 涂某,男,26 岁。

小腿部位皮肤鲜红,灼热疼痛,夜间痛甚,略有发热。此案属热毒入营,流注而下,予强通法主之。治以清热解毒、活血化瘀。

三棱针围刺病灶放血。第 2 日复诊,患者拒绝治疗,称已全部好了,经检查,皮肤红晕已退,触诊没有痛感,治疗 1 次痊愈。

【针方释义】 此证乃风热恶毒所致,治疗重在肃清热毒,所以采取贺氏针灸三通法的强通法。《灵枢·小针解》曰:"宛陈则除之,去血脉也。"在病灶周围放血,直击病灶,郁结的热毒得以释放,从而使热邪随血而出,症状可解。
(《普仁明堂示扶正 贺氏针灸理论精华及临床实录》)

十、张志礼案

王某,男,64 岁。

初诊(1964 年 3 月 11 日) 病史:10 余日前开始发冷发热,前额、两侧眼睑及鼻梁部红肿,伴胸闷、心烦、咽痛、恶心不欲进食,大便 2 日未解,小便短赤。曾在某医院诊为"颜面丹毒",经服药打针,体温稍降,但面部红肿疼痛未消。诊查:体温 38℃,颜面、额、眼睑及鼻梁部皮肤红肿,边界清楚,颜色鲜红,有灼热感。鼻梁中央部有多数小水疱,有些水疱破裂、糜烂、结痂。脉洪数有力,舌质红绛,舌苔黄腻。化验血白细胞计数增高。西医诊断:颜面丹毒。中医诊断：抱头火丹。辨证：毒热炽盛，阴虚血热。治法：清热解毒，凉血护阴。处方：

金银花 30 g，蒲公英 30 g，紫花地丁 15 g，大青叶 30 g，板蓝根 30 g，赤芍 10 g，鲜白茅根 30 g，栀子 10 g，桔梗 5 g，大黄 10 g，黄芩 10 g，竹茹 10 g，滑石块 10 g。

外用去毒药粉 60 g 加冰片 3 g 研匀，温水调敷。

二诊 服药 1 剂，大便已通，胸闷已舒，体温 38.8℃。

去大黄、滑石块，加玄参 20 g、黄连 6 g。

三诊 服上方 1 剂，体温 37.7℃，心烦、恶心已止，思饮食。面部红肿见消，水疱干燥结痂。又服 3 剂，颜面红肿消退，唯两耳前后作痛，口渴思饮，舌苔白黄，舌质红，脉弦滑。再以清热解毒佐以养阴为法。处方：

金银花 10 g，连翘 10 g，菊花 10 g，蒲公英 10 g，栀子 10 g，龙胆草 6 g，紫草 10 g，生地 30 g，牡丹皮 10 g，紫花地丁 10 g，黄芩 6 g，赤芍 10 g。

四诊 服 3 剂后症状皆除，血白细胞计数恢复正常，临床治愈。(《张志礼皮肤病医案选萃》)

十一、徐宜厚案

郭某，女，51 岁。

初诊（2003 年 9 月 3 日） 据述右下肢曾患丹毒多次，1 个月前右下肢又突然红肿，灼热肿痛，发热等。给予抗生素静脉滴注，7 日后，体温正常，疼痛略轻，但其红肿胀痛持续 1 个月之久，仍未消退，遂来求医。检查：右下肢中段结块红肿，边缘界限清楚，扪及局部皮肤发紧，压之木硬，撤之暗红又回。脉沉细，舌暗红，苔少，证属湿热瘀互结，阻于肤腠，发为慢性丹毒，治宜燥湿、化瘀。方选三妙丸加味。

苍术、黄柏、川牛膝、桃仁、苏木各 10 g，皂角刺、青皮、甲珠、槟榔各 6 g，忍冬藤、活血藤各 12 g。

外用大黄散，食醋调成糊状，敷患处，1 日换 1 次。

二诊 1 周后复诊，肤色呈暗红，木硬性肿胀略有减轻，行走亦感轻松许多。

上方加生薏苡仁 30 g，外用药同上。

三诊 旬日之后复查,局部损害基本消退,扪之还有木硬尚未消尽。嘱内服小金丸,每日2次,1次0.6g,绍兴酒或温开水送下。

1个月后皮损完全康复。嘱之重视足癣的防治至关重要。

【按】方用二妙散清热燥湿,治下焦湿热,桃仁、苏木、牛膝、忍冬藤、活血藤化瘀通络,青皮、槟榔理气,甲珠、皂角刺散结。更有益于沉积于经络的瘀湿之邪得以化解。慢性丹毒的施治,在辨证遣药之时必须重视两点:一是辨别皮损肿胀与木硬。前者湿重于瘀,治之重点化湿、利湿、燥湿;后者瘀重于湿,治之要旨散血、化瘀、祛瘀。二是善于药物的增损,如肿胀明显湿邪为主时加薏苡仁;肤色暗红,瘀血居多加苏木、桃仁;木硬不化,气滞经络为主加青皮、槟榔。此外,适当加入通络之品,如忍冬藤、活血藤之类,疗效将会更好。
(《徐宜厚皮肤科文集》)

十二、谢京旭案

刘某,男,56岁。

初诊 主诉左小腿丹毒反复发作4年,时轻时重,近1个月来,局部皮肤发紧伴肿胀,行走时沉重感、木胀感明显,使用抗生素治疗月余,效果不明显,来我科治疗。查左小腿膝关节以下3寸至足背部漫肿,皮肤略粗糙,皮肤欠温,皮色暗,舌淡苔白腻,脉象缓。诊断:左小腿慢性丹毒。辨证:脾虚痰湿阻络,投以健脾理气养血,涤痰通络之品。处方:

茯苓12g,陈皮15g,半夏10g,甘草6g,白芥子12g,牛膝6g,当归10g,川芎10g,香附10g。

10剂,水煎服。

二诊 患者左小腿皮肤与健侧皮肤接近,肿胀消退,活动自如。由于痰湿之邪缠绵难去,因此将原方剂量扩大5倍,制成丸剂,每丸重10g,每日服3次,每次服1丸,继续服用1个月,病告痊愈。

随访1年未复发。〔谢京旭,杨维华.二陈汤加味治疗下肢慢性丹毒32例[J].北京中医杂志,2000(1):29〕

十三、周炳麟案

案1 吴某,男,56岁。1979年3月4日因小腿红肿,发热(39℃)2日就诊。

2日前右小腿下1/3处突起红肿一块,憎寒、壮热,用青霉素400 U加葡萄糖液静脉滴注2日,病情未能控制。口苦心烦,食欲减退,小便短赤。查:体温39.2℃,白细胞$2.47×10^9/L$,中性粒细胞90%,淋巴细胞10%。右小腿连及脚背红肿如丹涂脂染,步履艰难。舌红,苔薄黄,脉弦数。证属热毒郁于血分,发于腠理之丹毒。治宜清营解毒。拟:

(1)内服药:生地、金银花、连翘各30 g,归尾、茯苓、牛膝各20 g,板蓝根50 g。水煎服。

(2)外用:生大黄50 g,雄黄5 g,研末,植物油调搽,每日4～5次。

3日后,体温降至36.5℃,白细胞$8.50×10^9/L$,中性粒细胞60%。

6剂后小腿红肿已退,微胀疼。停用外用药,内服方去板蓝根,加黄柏、苍术各6 g,服5日后痊愈。

案2 王某,女,45岁。

初诊(1980年5月2日) 5日前觉颜面瘙痒,如虫行之状,皮肤焮红,且痒且痛,伴恶寒发热,头痛呕恶,胸闷不舒,呼吸急迫,便秘5日未行。检查:眼睑、前额和鼻梁等处皮肤焮红,形如云片,体温39.5℃,白细胞$2.40×10^9/L$,中性粒细胞93%。舌红,少苔,脉数。证属热邪郁于血分,风热食积于胃肠,郁火上逆所成之抱头火丹。急拟凉血通腑,解毒退丹之方:

(1)内服药方:金银花、连翘各50 g,生大黄30 g,赤芍、黄芩、板蓝根、栀子、枳实各20 g,升麻、薄荷各5 g(后下),生甘草15 g。

(2)外用消炎膏贴局部,每日2次。

翌日复诊,大便通畅,寒热已退,丹毒局部已退赤。前方去大黄,续服2日,颜面红肿完全消失,神清食进,脉象平和,后以桑、菊、玄参、生地、地龙、蝉蜕等品调理而愈。

案3 何某,女,23岁。

初诊(1983年7月29日) 小腿红肿,反复发作5年余,遍求良医,未能根治。近1个月来,连续发作,发则憎寒壮热,呕恶不食,下肢红肿灼痛,腹股沟处起硬核,治而未效。查:右小腿内侧肿硬一块。白细胞$12.00×10^9/L$,中性粒细胞46%,淋巴细胞42%,红细胞沉降率50 mm/h。舌瘀紫,苔白厚腻,脉沉涩。证属湿痰气滞、血瘀阻络之丹毒。治拟活血化瘀,通络化痰,祛湿止痛。

予内服犀黄丸,每日3次,每次2g;外用冲和膏醋调外敷,每日3次。

治疗20日,肿硬消失,血常规及红细胞沉降率正常。追访3年,未复发。

【体会】周炳麟治疗此病手法灵活,疗效卓著。如案1急性丹毒初发,位在下肢,凉血解毒的同时,周炳麟照顾到"湿邪下趋"的特点,用茯苓健脾化湿,川牛膝引诸药下行直捣病所。案2抱头火丹,病情急,来势猛,故用凉血逐瘀重剂而建功。案3为血痰互滞,瘀积于经络之慢性丹毒,服犀黄丸缓图之,配冲和膏而收功。〔周世明.周炳麟老中医治疗丹毒验案[J].四川中医,1988(3):5.〕

十四、宋力伟案

诸葛某,女,67岁。

初诊(2017年7月2日)　主诉:左下肢红肿疼痛1月余。患者1个月前左下肢抓伤后出现肤红,皮温较高,灼热肿胀,行走不便,于丽水市人民医院静脉滴注抗生素治疗后疼痛较前减轻,但左下肢仍肤红肿胀,遂来宋力伟处就诊。刻诊:左下肢红肿伴皮肤瘙痒明显,口干、口苦,无发热,腰脊酸痛,入夜则感左下肢疼痛加重,入睡困难,大便偏干结,小便黄,舌暗红、苔薄腻,脉弦。既往有高血压病。西医诊断:急性网状淋巴管炎;中医诊断:下肢丹毒(湿热瘀毒内蕴)。治以清热凉血活血、利湿解毒。方选加味苍柏散加减。处方:

炒苍术20g,炒白术12g,独活12g,羌活10g,生地12g,川牛膝12g,知母10g,黄柏10g,黄芩10g,当归12g,赤芍12g,木瓜12g,防己12g,槟榔12g,通草5g,生甘草6g,全蝎5g,麻黄6g,生薏苡仁30g。

7剂。每日1剂,水煎,分2次服用。嘱患者清淡饮食,卧床休息,抬高患肢。

二诊(2017年7月9日)　患者左下肢红肿疼痛减轻,睡眠亦较前改善,但仍有腰脊酸痛、左下肢皮肤瘙痒,舌苔腻较前消退,脉弦。

予初诊方去生薏苡仁、麻黄,加地肤子12g、白鲜皮12g、狗脊15g。14剂。

三诊(2017年7月23日)　患者左下肢红肿基本消退,肤色恢复正常,疼痛、瘙痒亦不明显。

予二诊方去全蝎,14剂。

半个月后电话随访,患者已无明显不适。

【按】丹毒好发于夏秋季节,多发于下肢。西医治疗丹毒主要运用抗生素抗感染治疗,但单纯抗生素治疗易造成细菌耐药,导致疗效不稳定、易复发。《诸病源候论·丹毒病诸候·丹候》云:"丹者,人身体忽然焮赤,如丹涂之状,故谓之丹。或发手足,或发腹上,如手掌大,皆风热恶毒所为。"宋力伟认为,丹毒的主要致病因素系湿热瘀毒交阻。本案患者病发于夏季,夏季暑湿较重,湿性重着,迁延难愈,且暑热火毒亦重,极易致湿热火毒蕴于下肢。湿热瘀阻肌肤则表现为肤红肿胀、皮肤瘙痒;热郁大肠则大便干结欠畅,小肠湿热则小便色黄;湿热郁久则致瘀,瘀滞不通,不通则痛,故表现为下肢疼痛;舌脉均为一派湿热瘀毒之象。宋力伟考虑加味苍柏散恰由清热解毒药、利湿药及凉血活血药等配伍而成,寓凉血活血、化湿、解毒于一体,契合此病病机,可获清营凉血活血、解毒除湿之佳效。初诊时,患者下肢疼痛明显,加之病久必瘀,而全蝎活血镇痛之力尤强,故在加味苍柏散原方基础上加用全蝎以活血通络止痛;麻黄、生薏苡仁增外散表邪、内清湿热之功。值得一提的是,在使用本方时,宋力伟考虑其瘀毒的病机,喜用长于活血化瘀的川牛膝,又考虑到关木通长期服用会引起肾功能损害,故使用本方时均以通草代替木通以清湿热。二诊时,患者腻苔较前转薄,提示湿热之邪渐消,故去生薏苡仁、麻黄;针对其肤痒、腰脊酸痛之症,加地肤子、白鲜皮利湿止痒,狗脊强腰膝。三诊时,患者下肢疼痛已不显,红肿基本消退,考虑全蝎药力峻猛,久用伤正,故去之。宋力伟认为,丹毒病因责之于湿、热、瘀,故利湿、清热、化瘀之法应贯穿治疗的全过程。丹毒发病部位是辨治的关键,如本案患者发病部位为下肢,考虑湿热下注瘀结,故可加用利湿清热之药,如生薏苡仁、车前子、黄柏等。肿痛明显者,可选用虫类药增活血通络止痛之效,如全蝎、蜈蚣等。宋力伟还强调,治疗丹毒的同时还需要指导患者合理饮食,忌辛辣刺激食物,注意休息,方可取得良效。〔丁娅,宋力伟. 宋力伟运用加味苍柏散治疗杂病验案4则[J]. 江苏中医药,2022,54(9):54-56.〕

十五、戴裕光案

冉某,男,28岁。

初诊 右小腿丹毒反复发作1年,加重1个月。患者右小腿正面近足背处有一 10 cm×4 cm 大小红肿斑,已 1 年,西医确诊为丹毒,未予系统治疗。月前此斑红肿热痛明显加重,伴高热。经住院用西药静脉滴注抗感染、抗病毒治疗 1 个月,高热退,但丹毒未见消退,故出院前来就诊。四诊所见:体胖,肤色淡,口唇稍淡暗,双脉低沉为主、有缓滞之象,舌胖大,苔白厚腻,食欲一般,大便每日 1~2 次,质烂,不爽,小便正常,睡眠尚可。丹毒斑色淡红,有瘀暗之色,周边肤色亦淡,按之痛不明显。分析:此患病程日久,1 个月前虽急性发作,但目前已转为慢性。四诊可见气血不足、痰湿壅滞之象,尤其双脉低沉为经脉鼓动无力。故治宜扶正为主,兼清余热。施以补阳还五汤为主。处方:

黄芪 60 g,赤芍 30 g,川芎 9 g,当归 10 g,地龙 12 g,川牛膝 15 g,杏仁 9 g,白豆蔻 9 g,薏苡仁 24 g,生甘草 9 g,蒲公英 30 g,败酱草 30 g,红藤 30 g,川厚朴 9 g,苍术 30 g,陈皮 9 g,制附片 9 g(先煎)。

5 剂,每日 1 剂。水煎服。

二诊 丹毒之红肿明显减轻,食欲转佳,大便每日一行、成形,舌苔稍退,双脉稍起。守方 5 剂。

三诊 红斑已基本消退,颜色与周围皮肤已大致相同,饮食、二便均正常,舌仍稍胖,脉稍低小。

上方去蒲公英、败酱草,红藤改为 15 g,隔日 1 剂,以巩固调养。〔贾煜,晋献春. 戴裕光教授治疗丹毒经验[J]. 中国中医急症,2008(6):798-799.〕

十六、黄文政案

李某,男,56 岁。

初诊(2012 年 9 月 21 日) 主诉:左小腿麻木红肿 3 日。现病史:患者 3 日前出现左小腿后部肌肉麻木,继之出现红赤肿胀,灼热疼痛。发病后及时就诊于某医院外科,考虑为"丹毒",予注射用哌拉西林钠/舒坦钠粉针剂 2.5g ivdrip 每 12 h 1 次,病情无明显改善,为此就治于本院。现症:神清、精神可,未见发热,左小腿红肿胀痛而硬,不可近手,局部皮温高,口干,舌红苔黄腻,脉洪数。辅助检查:血常规:白细胞总数 $7.77×10^9$/L,中性粒细胞 76.0%。西医诊断:丹毒。中医诊断:丹毒。证属热毒壅滞、气滞血瘀证。治以清热解毒、活血化瘀为法。方用仙方活命饮加减。处方:

白芷 10 g,陈皮 10 g,浙贝母 15 g,当归 10 g,防风 10 g,甘草 15 g,天花粉 30 g,蚤休 30 g,穿山甲 10 g,金银花 30 g,玄参 15 g,皂角刺 30 g,没药 10 g,乳香 10 g。

7 剂,水煎服,每日 1 剂。并配金黄膏局部外用。

二诊 患者服药后,前症大减,已可下地慢走。现症见:左小腿红赤肿胀明显减轻,皮温略高,局部可触及面积如 5 cm×5 cm 的硬结,舌红苔黄腻,脉洪数。

治法在前方基础上佐白芥子 10 g,山慈菇 10 g 以散结。7 剂。配金黄膏局部外用。

三诊 患者现可下地活动,左小腿红赤肿胀基本消失,皮色正常,皮温正常,但仍可触及 3 cm×3 cm 硬结,舌红苔薄白,脉微弦。辨证为气血痰浊凝滞。治以软坚化结,化痰通络为法。处方:

白芥子 10 g,浙贝母 15 g,丹参 30 g,当归 15 g,海藻 10 g,黄药子 10 g,昆布 10 g,山慈菇 15 g,穿山甲 5 g,夏枯草 15 g,皂角刺 30 g,没药 10 g,乳香 10 g。

7 剂,水煎服,每日 1 剂。考虑肌肤热毒已去,故停金黄膏外用。

四诊 患者行走如常,左小腿病变处硬结缩小,舌淡苔薄白,脉微弦。继以软坚化结,化瘀通络为法。

前方加入生牡蛎 30g 以加强软坚散结化痰之功,继服 7 剂。

五诊 复查血常规未见异常。患者如常,左小腿病变处硬结已消,舌淡苔薄白,脉微弦。

续以前方 7 剂。随访 2 个月,未见复发。

【按】 本例患者为小腿部的丹毒,多属血热火毒为患,若治疗不当,病情可迁延不愈,愈后易复发。前期证属热毒壅滞,以仙方活命饮为主方加减化裁,后期以气血痰浊凝滞瘀滞为主,配用生牡蛎、黄药子、夏枯草、海藻、昆布等软坚散结化痰之品收功。黄文政认为,此例患者前期迅速起效,仙方活命饮中穿山甲一味是关键,此药味咸性微寒,活血散结之功著。然穿山甲是国家保护动物,且价格昂贵,必要时可用穿山龙等药物代替。〔张博. 黄文政治疗下肢丹毒验案[J]. 四川中医,2013,31(9):121.〕

十七、肖泽梁案

李某,男,58 岁。

初诊(1995 年 7 月 9 日) 患者素有脚湿气,近日抓破流脓水,昨入夜感肿痛不适。现症见右下肢红肿紧绷,灼痛明显,伴发热、心烦。查体:右下肢水肿性红斑,压痛,舌红苔黄腻,脉洪数。西医诊断:丹毒。中医诊断:流火,湿热蕴肤型。治法:清热利湿,解毒消肿。方药:五神汤合三妙丸加减。处方:

金银花 10 g,紫花地丁 18 g,蒲公英 20 g,茯苓 15 g,车前子 10 g,牛膝 10 g,苍术 10 g,黄柏 10 g,栀子 6 g,薏苡仁 20 g,滑石 30 g,茜草 10 g,白茅根 20 g,玄参 10 g,当归尾 3 g,乳香 3 g,没药 3 g,延胡索 10 g,甘草 6 g。

5 剂,每日 1 剂,水煎服。三黄洗剂 5 剂,每日 1 剂,湿敷。

二诊(1995 年 7 月 13 日) 药后热退,灼热疼痛感减轻,心胸烦热较前改善,右下肢仍见红肿,压痛,舌红苔厚而腻,脉弦数。

上方减滑石、栀子,继投 5 剂。每日 1 剂,水煎服。三黄洗剂 5 剂,每日 1 剂,湿敷。

三诊(1995 年 7 月 17 日) 右下肢红肿热痛明显减轻,无心胸烦热,舌红苔黄厚,脉滑数。

上方加陈皮 6 g、神曲 15 g,继服 5 剂。三黄洗剂 5 剂,湿敷。上药尽剂,下肢红肿全消,不适感皆去,丹毒彻愈。

【按】 本例系丹毒湿热蕴肤型患者,初诊肖泽梁以五神汤合三妙丸加减。方中金银花、紫花地丁、蒲公英、栀子清热解毒;茯苓、车前子、苍术、黄柏、薏苡仁、滑石分利湿热;当归尾、乳香、没药、延胡索活血止痛;牛膝引药下行。诸药合用,共奏解毒利湿、活血消肿之功。五神汤原为治委中毒之方,《外科真诠》曰:"亦有掀痛、色赤、溃速者,由湿热凝结所致,宜用五神汤治之。"肖泽梁认为此法可为治诸湿热疮疡之鉴。〔肖贤忠. 肖泽梁诊治丹毒经验[J]. 湖南中医杂志,2019,35(11):35 - 36.〕

十八、赵永昌案

案1 患者,男,65 岁。

初诊(2000 年 8 月上旬) 5 日前,患者因小腿内侧被蚊虫叮咬而搔抓,当日微红,次日发现局部红肿扩大,在当地社区医院诊断为"丹毒",用抗生素(头孢类)治疗后,非但红肿不减,反而起大疱,局部发生脱皮、发黑。刻诊:患肢小腿胫前中上 1/3 处至踝部皮肤红肿,有大水疱,疼痛难忍。体温 38℃。血常规示:白细胞 $11.2×10^9/L$,中性粒细胞 75%,精神萎靡,痛苦面容,小便色黄如浓茶,大便干燥难解,舌边尖红,苔中黄腻,脉滑数。诊断:坏疽性丹毒(大疱型丹毒)。辨为湿毒蕴结之证(湿重于热型)。治以清热利湿、活血解毒。处方:

大黄 6 g,川牛膝 30 g,苍术 10 g,薏苡仁 10 g,金银花 30 g,蒲公英 20 g,黄柏 10 g,黄芩 10 g,丹参 10 g,牡丹皮 10 g。

3 剂,每日 1 剂,水煎服。外用四黄膏涂抹于周边红肿皮肤处,厚度约为 1 mm,每日 2 次。

二诊(3 日后) 患处水疱已逐渐干瘪,黑色处已结痂。

守方去黄芩、黄柏,加当归 10 g、赤芍 10 g、茯苓 10 g。四黄膏按上法续用。

经过 1 周治疗,局部红肿消退,脱皮处干燥结痂,基本痊愈。

案 2 患者,女,70 岁。

初诊(2001 年 6 月中旬) 2 年前,患者右小腿突然灼热、红肿、疼痛,全身恶寒发热,曾在某院急诊外科就诊,考虑为"急性丹毒",经静脉点滴青霉素后,发热渐退,红肿热痛渐消,其后反复发病,并于 3 个月前局部破溃,在外院多次换药及口服中药治疗,效果不佳。就诊时发病已 3 周,急性期已过,右小腿漫肿不退,皮色黯紫,皮肤纹理变粗,触之无灼热、略有疼痛感,内踝区可见 3 cm×2 cm 大小局部溃疡,边界不清,肉芽色淡,有少量黄色渗出液,无异味。查白细胞 $8.7×10^9/L$,中性粒细胞 73%,小便频数,大便稀、不爽,眠差多梦易醒,舌质黯淡,舌体胖大、有齿痕,苔白、根部腻微黄,脉沉细。辨证为脾胃虚弱,湿热邪毒留恋。遂予以健脾渗湿为主,兼以清热化湿。方以参苓白术丸加减。处方:

薏苡仁 20 g,砂仁 6 g,桔梗 10 g,白扁豆 10 g,白茯苓 15 g,党参 10 g,白术 15 g,山药 10 g,桂枝 2 g。

7 剂,每日 1 剂,水煎服。局部溃疡予大黄研末后涂抹,待局部肉芽新鲜后,予生肌玉红膏外用。

1周后复诊,局部溃疡面肉芽新鲜,小腿水肿明显消退,局部皮肤遗有色素沉着。予口服成药参苓白术丸 10 g,每日 3 次。

随访近 1 年,局部无复发,溃疡痊愈。

【按】 下肢丹毒急性期治疗需及时、有效控制症状,防止转化为慢性丹毒。如案 1 在整个诊治过程中,赵永昌强调急性期重在清利湿热、凉血疏风,需要辨明是湿重还是热重,或两者并行,注意疏风、凉血。案 2 为慢性期患者,故治疗重在健脾渗湿,兼顾脾肾之阳气,温通经脉,注意桂枝宜小剂量使用。〔李军. 赵永昌治疗下肢丹毒经验[J]. 中国中医药信息杂志,2013,20(10):82-83.〕

十九、唐汉钧案

王某,女,70 岁。

初诊(2009 年 1 月 6 日) 流火频发 5 年余。

患者流火频发 5 年余,累计发作 9 次。2008 年 12 月 4 日右腿流火,发热 38.4℃,小腿焮红肿痛。退热后逐渐发展至头面及全身皮肤水肿伴红斑瘙痒,右小腿大面积紫癜,局部糜烂、水疱。大便可,苔稍剥,舌瘀紫,舌肿,伸舌不便,脉濡小数。证属湿热下注、蕴滞为患,治拟疏风清热、凉血解毒、利湿祛瘀。处方:

生地黄 30 g,牡丹皮 9 g,水牛角 30 g,金银花 15 g,黄芩 9 g,紫草 15 g,乌梢蛇 15 g,苦参片 9 g,丹参 30 g,薏苡仁 15 g,土茯苓 30 g,紫花地丁 30 g,白花蛇舌草 30 g,鹿衔草 30 g,生黄芪 30 g,牛膝 9 g,参三七 15 g,荆芥 9 g,防风 9 g,红枣 15 g,生甘草 9 g。

二诊(2009 年 1 月 13 日) 症皆有明显好转,全身皮疹基本消减,小腿紫癜消退,尚留有瘀滞区,皮肤干燥;舌黄、苔薄,脉濡缓。治拟益气通络、合营消浊。处方:

生黄芪 30 g,丹参 30 g,忍冬藤 30 g,三七 15 g,牛膝 9 g,红花 9 g,桃仁 9 g,川芎 9 g,生地 15 g,赤芍 15 g,白花蛇舌草 30 g,薏苡仁 15 g,鸡血藤 15 g,鹿衔草 30 g,丝瓜络 9 g,土茯苓 30 g,灵芝 15 g,红枣 15 g,生甘草 6 g。

三诊(2009 年 2 月 12 日) 皮肤干燥好转;舌暗紫、苔黄腻,脉濡。拟前法出入。上方加当归 15 g、地龙 9 g、牡丹皮 9 g。

守方数年,无复发。

【按】丹毒为皮肤突然发红、色如涂丹的一种急性感染性疾病,西医又称急性网状淋巴管炎。西医认为本病是由溶血性链球菌经由皮肤或黏膜细小创口引起的皮肤及网状淋巴管的急性炎症。唐汉钧认为丹毒以血热火毒为患,发于头面部,多夹有风热;发于胸腹腰胯,多夹有肝脾湿火;发于下肢,多夹有湿热。初诊时患者为湿热下注、蕴滞为患,又因禀性不耐、前毒新发周身,卫气营血辨证为营分、气分与血分三者皆有,故治则为疏风清热、凉血解毒、利湿祛瘀。初期以清热解毒为重,方中生地、牡丹皮、水牛角、金银花、黄芩、紫草、丹参、紫花地丁清热凉血;乌梢蛇、苦参、荆芥、防风、鹿衔草、白花蛇舌草疏风解毒;佐以薏苡仁、土茯苓、三七利湿祛瘀。二诊、三诊时唐汉钧认为患者症情好转但仍留有皮肤干燥,故拟清热解毒(利湿)辅以活血祛瘀,或温通辅以活血祛瘀。本患者予清热解毒、活血祛瘀之法,故加用忍冬藤、鸡血藤、丝瓜络、当归、地龙等药物活血通络。〔刘鑫晔,周敏. 唐汉钧治疗中医外科疑难杂症验案5则[J]. 上海中医药杂志,2013,47(4):31-33.〕

二十、刘继祖案

刘某,女,56岁。

初诊(2012年8月7日) 小腿肿胀疼痛,类丹毒,西医诊断为静脉炎,用青霉素不效。刻下症见:左小腿外侧局部红肿热痛,面积约4.5 cm×5.0 cm大小,色呈紫黯色,腰部酸困,夜尿2~3次,舌红,脉细弱。辨证:肝肾不足,寒凝热郁。治法:补益肝肾气血,兼通络散热。方药:独活寄生汤加减。

紫草、牡丹皮、独活、寄生、川牛膝、秦艽、防风、莪术、炙甘草、白术、茯苓各10 g,生地、杜仲各20 g,当归、川芎、桂枝各6 g,赤芍、党参各15 g,细辛3 g。

7剂病减,继用原方加白花蛇舌草、半枝莲各30 g,7剂而愈。

【按】刘继祖曰:患者劳累成疾,究其病源为肾虚不足,久而脉络不利,郁而化热,故治疗应以补肾通络化瘀散热。关键在于"散",若以清热为主,必致寒凝,脉络反不通畅。独活寄生汤原为治肝肾虚热,风湿内攻,腰膝作痛,冷痹无力,屈伸不便之方。此时虽无痹痛但肝肾气血虚弱显见,治病必求于本,故以独活、细辛入少阴,通血脉,偕秦艽、防风疏经升阳以祛风;桑寄生益气血,祛风湿,偕杜仲、牛膝健骨强筋而固下;芎、归、芍、地所以活血而补阴;参、桂、苓、草所以益气而补阳。辛温以散之,甘温以补之,使肝肾强、血气足而托毒出。加用紫草清热凉血散瘀,透郁毒外出,且利大小肠透毒以出路。莪术破血消积。牡丹皮凉血散瘀,使血流畅而不留瘀,血热清而不妄行。桂枝温通血脉,桂枝能活"动脉"之血,赤芍能活"静脉"之血。两者互为起讫,如环无端,依道运行,周而复始,是故收敛并无停滞之意,发散更非不复之谓。共奏补肾通络而化瘀散热之效,使顽疾顿除。〔安乐君,马丽,刘佰林,等. 刘继祖急症用方心得[J]. 新疆中医药,2013,31(6):38-40.〕

参考文献

［1］佚名.黄帝内经素问［M］.北京：人民卫生出版社,2005.

［2］倪朱谟.本草汇言［M］.北京：中医古籍出版社,2005.

［3］葛洪.肘后备急方［M］.北京：人民卫生出版社,1956.

［4］陈延之.小品方［M］.北京：中国中医药出版社,1995.

［5］王怀隐.太平圣惠方［M］.北京：人民卫生出版社,1958.

［6］太平惠民和剂局.太平惠民和剂局方［M］.北京：人民卫生出版社,
1985.

［7］赵佶.圣济总录［M］.北京：人民卫生出版社,1962.

［8］张锐.鸡峰普济方［M］.上海：上海科学技术出版社,1987.

［9］杨士瀛.仁斋直指方论［M］.福州：福建科学技术出版社,1989.

［10］胡濙.卫生易简方［M］.北京：人民卫生出版社,1984.

［11］朱橚.普济方［M］.北京：人民卫生出版社,1960.

［12］喻嘉言.喻选古方试验［M］.北京：中医古籍出版社,1999.

［13］缪希雍.本草单方［M］.北京：学苑出版社,1999.

［14］朱震亨.丹溪治法心要［M］.北京：人民卫生出版社,1983.

［15］孙文胤.丹台玉案［M］.北京：中国中医药出版社,2016.

［16］陈无择.三因极一病证方论［M］.北京：人民卫生出版社,1957.

［17］孙志宏.简明医彀［M］.北京：人民卫生出版社,1984.

［18］林佩琴.类证治裁［M］.北京：人民卫生出版社,1988.

［19］冯兆张.冯氏锦囊秘录［M］.北京：人民卫生出版社,1998.

［20］孙一奎.赤水玄珠［M］.北京：中国中医药出版社,1996.

［21］薛铠.保婴撮要［M］.北京：中国中医药出版社,2016.

［22］孙思邈.备急千金要方［M］.北京：人民卫生出版社,1982.

［23］王焘.外台秘要［M］.北京：人民卫生出版社,1955.

［24］陈复正.幼幼集成［M］.北京：人民卫生出版社,1988.

［25］张如青,朱锦善.幼科释谜　颅囟经［M］//周仲瑛,于文明.中医古籍珍
　　　本集成：儿科卷.长沙：湖南科学技术出版社,2014.

［26］祁坤.外科大成［M］.上海：上海卫生出版社,1957.

［27］陈实功.外科正宗［M］.北京：人民卫生出版社,1956.

［28］王肯堂.证治准绳［M］.北京：中国中医药出版社,1997.

［29］高秉钧.疡科心得集［M］.北京：人民卫生出版社,2006.

［30］叶天士.本草经解［M］.上海：上海卫生出版社,1957.

［31］涂蔚生.推拿抉微［M］.上海：千顷堂书局,1930.

［32］张振鋆.厘正按摩要术［M］.北京：人民卫生出版社,1955.

［33］陶弘景.名医别录［M］.北京：人民卫生出版社,1986.

［34］苏敬.新修本草［M］.上海：上海科学技术出版社,1957.

［35］唐慎微.证类本草［M］.北京：中国医药科技出版社,2011.

［36］缪希雍.神农本草经疏［M］.北京：中国中医药出版社,1997.

［37］兰茂.滇南本草［M］.北京：中国中医药出版社,2013.

［38］陈嘉谟.本草蒙筌［M］.北京：人民卫生出版社,1988.

［39］李时珍.本草纲目［M］.北京：人民卫生出版社,1957.

［40］张璐.本经逢原［M］.北京：中国中医药出版社,1996.

［41］吴仪洛.本草从新［M］.北京：中国中医药出版社,2013.

［42］严洁,施雯,洪炜.得配本草［M］.北京：人民卫生出版社,2007.

［43］黄宫绣.本草求真［M］.北京：人民卫生出版社,1987.

［44］孟冼.食疗本草［M］.北京：人民卫生出版社,1984.

［45］卢和.食物本草［M］.北京：中国中医药出版社,2015.

［46］忽思慧.饮膳正要［M］.北京：人民卫生出版社,1986.

［47］王士雄.随息居饮食谱［M］.北京：人民卫生出版社,1987.

［48］赵学敏.本草纲目拾遗［M］.北京：人民卫生出版社,1957.

［49］汪机.外科理例［M］.北京：商务印书馆,1957.

[50] 薛已.外科发挥[M].北京：人民卫生出版社,2006.

[51] 吴谦.外科心法要诀[M]//医宗金鉴.北京：人民卫生出版社,1958.

[52] 缪希雍.先醒斋医学广笔记[M].北京：人民卫生出版社,2007.

[53] 曹沧洲.曹沧洲医案[M].上海：上海科学技术出版社,2005.

[54] 沈璠.沈氏医案[M].北京：中国中医药出版社,2016.

[55] 阮怀清,原著;盛增秀,庄爱文,评议.《阮氏医案》评议[M].北京：中医
     古籍出版社,2017.

[56] 魏之琇.续名医类案[M].北京：人民卫生出版社,1957.

[57] 尤在泾,等著,柳宝诒评选.柳选四家医案[M].北京：中国中医药出版
     社,1997.

[58] 顾伯华.实用中医外科学[M].上海：上海科学技术出版社,1985.

[59] 中医研究院广安门医院.朱仁康临床经验集[M].北京：人民卫生出版
     社,1979.

[60] 贺喜.普仁明堂示扶正贺氏针灸理论精华及临床实录[M].长沙：湖南
     科学技术出版社,2017.

[61] 王道瑞.施今墨医学全集[M].北京：中国中医药出版社,2019.

[62] 徐宜厚.徐宜厚皮肤科文集[M].北京：中国中医药出版社,2019.

[63] 顾伯华.外科经验选[M].上海：上海科学技术出版社,2010.

[64] 杨进,吴成.孟澍江中医学术集萃[M].北京：北京科学技术出版社,
     2000.

[65] 安家丰,张芃.张志礼皮肤病医案选萃[M].北京：人民卫生出版社,
     1994.

[66] 罗和古.外科医案[M].北京：中国中医药出版社,2005.

[67] 北京中医医院.赵炳南临床经验集[M].北京：人民卫生出版社,2006.

[68]《铁道医学》1985年第1期.

[69]《北京中医》2000年第1期.

[70] 卫生部中医研究院,广安门医院皮肤科.朱仁康临床经验集[M].北京：

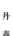

丹
毒

人民卫生出版社,1977.

[71] 贺喜.普仁明堂示扶正 贺氏针灸理论精华及临床实录[M].长沙:湖南科学技术出版社,2017.

[72] 中国中医研究院广安门医院.朱仁康临床经验集 皮肤外科[M].北京:人民卫生出版社,2005.

[73] 顾伯华.外科经验选[M].上海:上海人民出版社,1977.

[74] 杨进,吴成.孟澍江中医学术集萃[M].北京:北京科学技术出版社,2000.

[75] 贺喜.普仁明堂示扶正 贺氏针灸理论精华及临床实录[M].长沙:湖南科学技术出版社,2017.

[76] 安家丰,张芃.张志礼皮肤病医案选萃[M].北京:人民卫生出版社,1994.

[77] 谢京旭,杨维华.二陈汤加味治疗下肢慢性丹毒32例[J].北京中医杂志,2000(1):29.